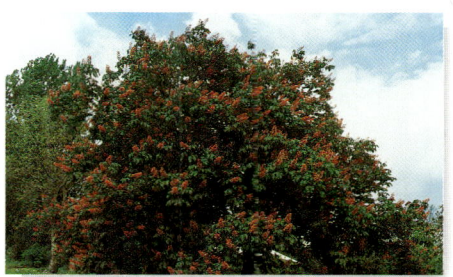

Bach-Blüten
für mein Kind

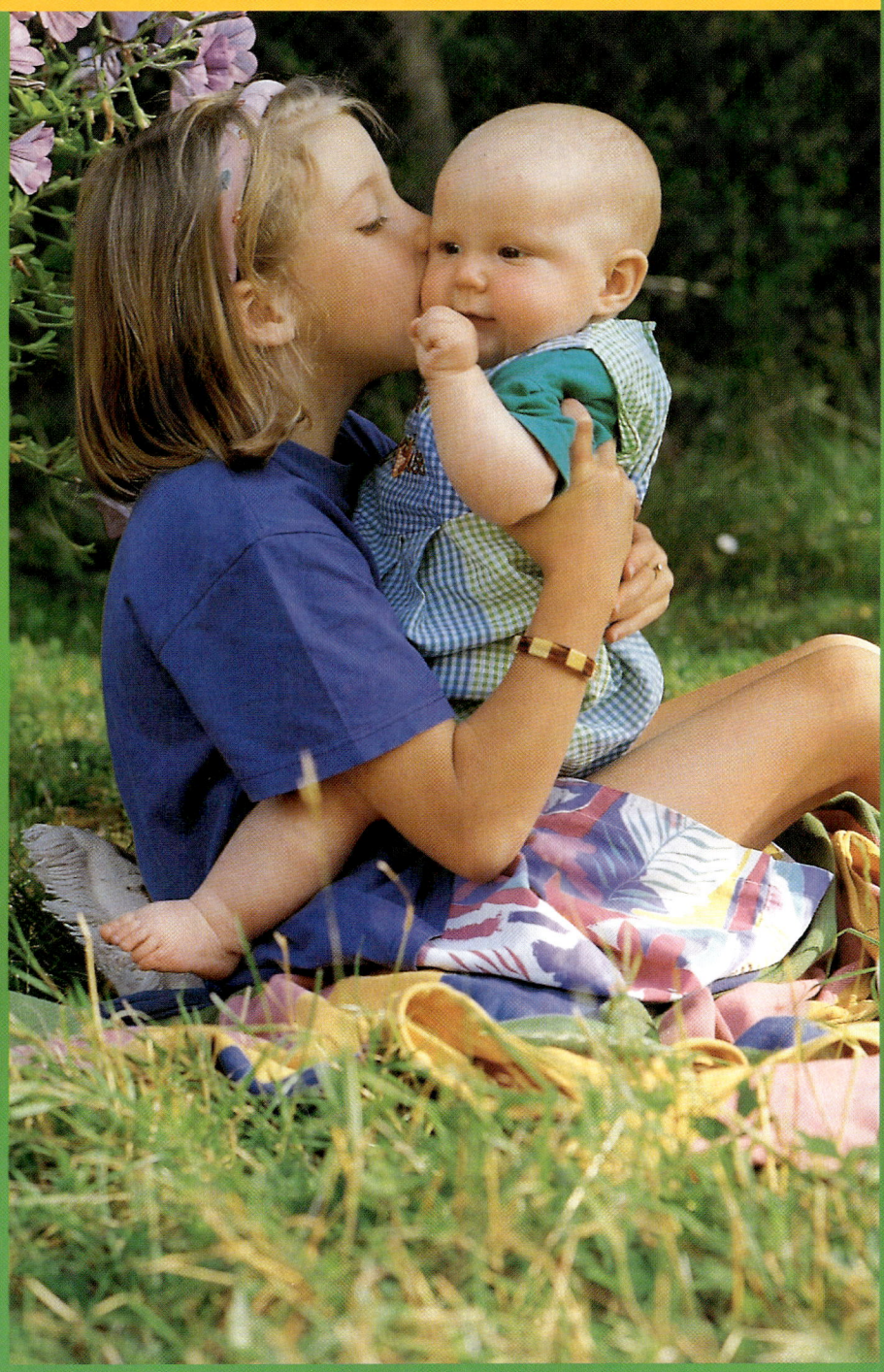

Bengt und Karin Jacoby

Bach-Blüten
für mein Kind

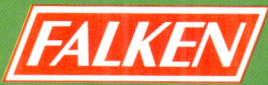

Inhalt

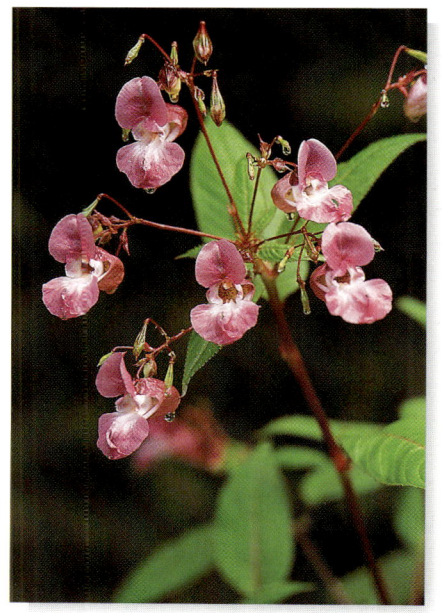

Wichtiger Hinweis

Die Besonderheit der Bach-Blütenessenzen liegt darin, daß sie auf sanfte und risikofreie Weise auf das Gemüt und die Seele Ihres Kindes einwirken. Sie sind hervorragend geeignet, wenn Ihre Kinder auffällige Verhaltensmuster zeigen, die ihre Ursache in negativen Erlebnissen und problematischen Lebenssituationen haben. Bei schweren Verhaltensstörungen und ernsthaften Erkrankungen sollten Sie auf alle Fälle einen Psychologen oder Arzt aufsuchen und die verordnete Therapie (Medikamente, physiotherapeutische Maßnahmen und anderes) einhalten. Ergänzend dazu können Sie mit den Bach-Blüten den Gesundheitsprozeß unterstützen und Abwehrkräfte mobilisieren. In Notfällen bewirken die Bach-Blüten eine Beruhigung und Linderung, bis der Arzt oder die Ambulanz eintrifft. Und Sie können Ihren Kindern mit den Blütenessenzen eine Hilfestellung geben und damit ihre bestmögliche Entwicklung und persönliche freie Entfaltung unterstützen. Letztendlich liegt bei jedem einzelnen, der die Bach-Blütentherapie anwendet – ob für sich oder seine Kinder –, die Verantwortung ebenso wie die Entscheidung darüber, wann er die Blütenessenzen einsetzt und wann er die Schulmedizin zu Rate zieht. Der Begriff „38 Bach-Blüten" hat sich so eingebürgert, daß auch wir ihn hier benutzen, obwohl es sich ja nur um 37 Blütenessenzen handelt; die 38ste „Blüte" ist das Rock Water.

Für unsere Kinder Samira, Chaitanya,
Elisa, Sophia und für alle Kinder
dieser Welt!

Vorwort

Kinder sind Individuen, deren bestmögliche Entwicklung wir als Erwachsene wünschen. Als Eltern und Erzieher unserer Kinder verstehen wir uns
als Wegbegleiter. Den Weg müssen
unsere Kinder selbst gehen. Dabei
können wir ihnen unsere liebevolle
Unterstützung geben. Khalil Gibran
schreibt über die Eltern-Kind-Bezie-
hung:

„Eure Kinder sind nicht Eure Kinder.
Sie sind die Söhne und Töchter der
Sehnsucht des Lebens nach sich
selbst. Sie kommen durch Euch, aber
nicht von Euch, und obwohl sie mit
Euch sind, gehören sie Euch doch
nicht. Ihr dürft Ihnen Eure Liebe geben, aber nicht Eure Gedanken, denn
sie haben ihre eigenen Gedanken. Ihr
dürft ihren Körpern ein Haus geben,
aber nicht ihren Seelen. Denn ihre
Seelen wohnen im Haus von Morgen,
das Ihr nicht besuchen könnt, nicht
einmal in Euren Träumen. Ihr dürft
Euch bemühen, wie sie zu sein, aber
versucht nicht, sie Euch ähnlich zu
machen. Denn das Leben läuft nicht
rückwärts, noch verweilt es im Ge-
stern. Ihr seid der Bogen, von dem

Eure Kinder als lebende Pfeile ausge-
schickt werden. Der Schütze sieht das
Ziel auf dem Pfad der Unendlichkeit,
und er spannt Euch mit seiner Macht,
damit seine Pfeile schnell und weit
fliegen. Laßt Euren Bogen von der
Hand des Schützen auf Freude gerich-
tet sein. Denn so wie er den Pfeil liebt,
der fliegt, so liebt er auch den Bogen,
der fest ist."
Dr. Bach war es ein großes Anliegen,
daß sich jeder Mensch seinem wahren
und natürlichen Wesen entsprechend
entfalten kann. Die heilsame Wirkung
der von ihm entwickelten 38 Blütenessenzen ist deshalb auf dem Weg Ihres Kindes eine sehr wertvolle Unterstützung.
An dieser Stelle möchten wir allen
Kindern, Seminarteilnehmern, Schü-
lern und Freunden für die gemeinsam
geteilten Erfahrungen und Anregun-
gen danken, die für das Entstehen dieses Buches inspirierend waren.
Insbesondere danken wir Ingrid-Rose
Fröhling, Udo Wohlschieß, Heike Pak-
kebusch und unseren Eltern für ihre
unermüdliche Hilfe und Korrektur-
arbeiten.

Bengt und Karin Jacoby

Einleitung

Dieses Buch wendet sich an Eltern sowie an Therapeuten, Erzieher und alle anderen, die mit Kindern arbeiten. Es bietet eine praktisch orientierte Einführung in die Bach-Blütentherapie für Kinder.

Kinder sind eines der größten Geschenke des Lebens, und es ist ihr Lachen, ihr Singen, ihr Spiel, das uns immer wieder daran erinnert, wie einfach das Leben sein kann. Und doch wissen wir alle, nicht zuletzt aus eigener Erfahrung, daß die Kindheit so manchen Stolperstein mit sich bringt. Wir alle tragen die Verantwortung dafür, daß unsere Kinder zu psychisch und körperlich gesunden Menschen heranwachsen, die ihren eigenen Lebensweg gehen. Die Bach-Blüten können bei der Erfüllung dieser wunderbaren und großen Aufgabe helfen. Seit über zehn Jahren haben wir die Wirkung der Bach-Blüten beobachten können sowohl in unserer Naturheilpraxis mit großen und kleinen Patienten als auch bei unseren eigenen vier Kindern. Oft hatten die Bach-Blüten, gerade bei Kindern, eine besonders eindrucksvolle und schnelle Wirkung. In den meisten Fällen brachte diese Therapie zumindest eine deutliche Besserung.

Mit diesem Ratgeber möchten wir Ihnen die Auswahl der richtigen Bach-Blütenessenzen für Ihre Kinder (und eventuell für sich selbst) erleichtern. Darüber hinaus möchten wir Ihnen, liebe Leser, Denkanstöße geben und Sie darauf aufmerksam machen, wie groß die Wechselwirkung zwischen Ihrem Verhalten und dem Ihrer Kinder ist. Die Beschäftigung mit den Bach-Blüten und die Auseinandersetzung mit dem Verhalten der Kinder bieten immer auch eine gute Möglichkeit, sich selbst besser kennenzulernen. Wir durften immer wieder eindrucksvolle Erfahrungen mit den Bach-Blüten erleben, und wir wollen Sie mit diesem Ratgeber ermutigen, Ihre eigenen Erfahrungen zu machen, damit auch Sie an dem Bach-Blütenwunder teilhaben können.

Ihnen und Ihren Kindern wünschen wir viel Erfolg dabei!

Bach-Blüten können viel zur gesunden Entwicklung Ihrer Kinder beitragen

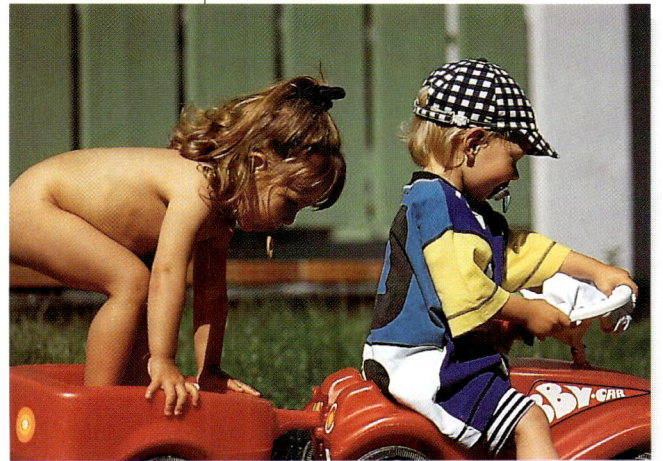

Die Entdeckung der Bach-Blütentherapie

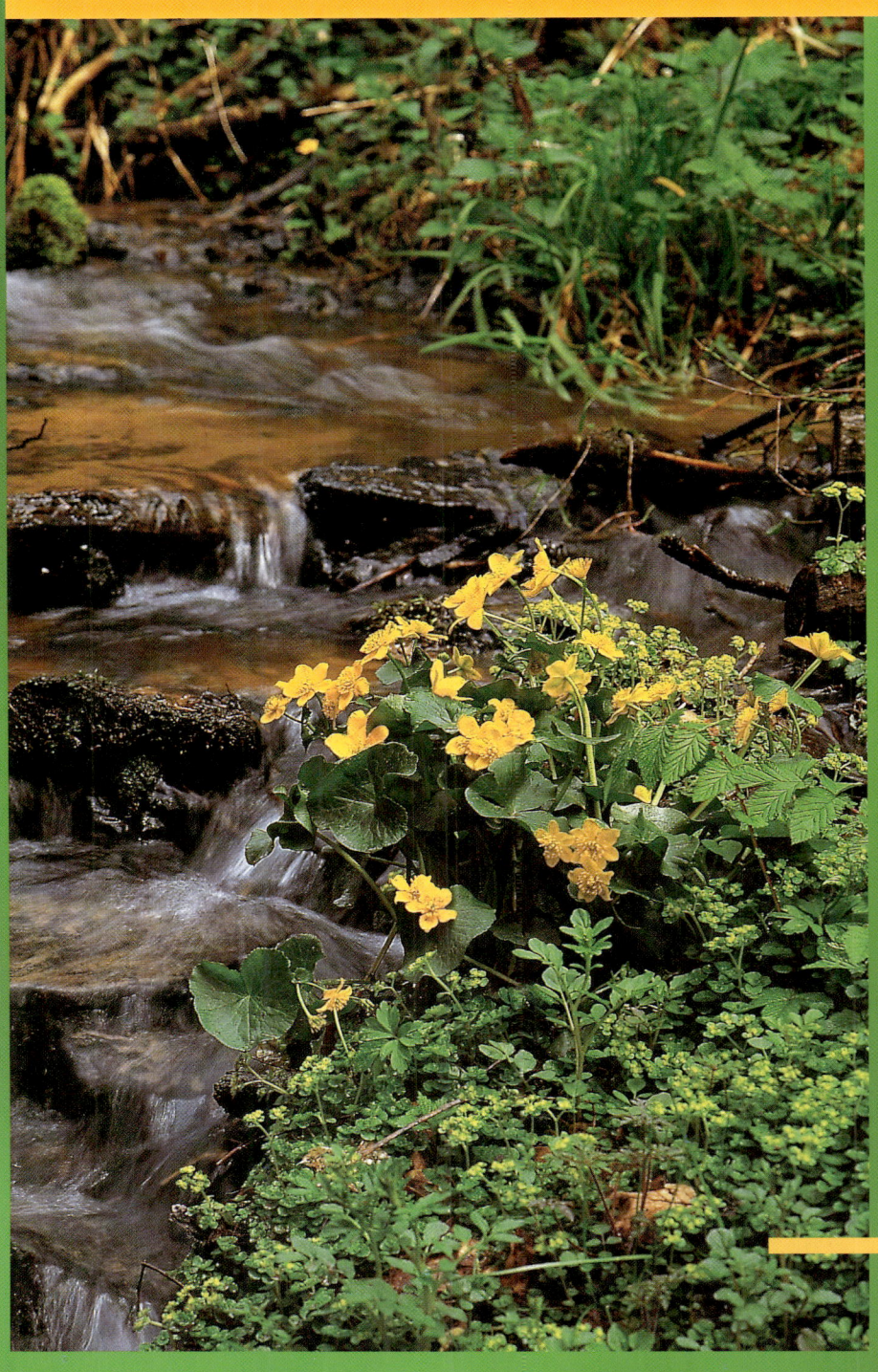

Edward Bachs Denken

Dr. Bachs Leben

Dr. Edward Bach, der Entdecker der Blütentherapie, war Arzt und Forscher Anfang dieses Jahrhunderts. Er wurde 1886 als ältester Sohn eines Messinggießers walisischen Ursprungs in Moseley bei Birmingham in England geboren. Er hatte eine starke Neigung zur Selbst- und Naturerfahrung. Durch sein mitfühlendes Wesen entwickelte sich während seiner Schulzeit der Wunsch, kranken Menschen auf einfache Weise zu helfen. Bereits während seines Medizinstudiums (1906 bis 1913 in London) erkannte Bach, daß sich die Symptome der Patienten bei den herkömmlichen Therapiemethoden lediglich verschoben, der bleibende Erfolg jedoch ausblieb.

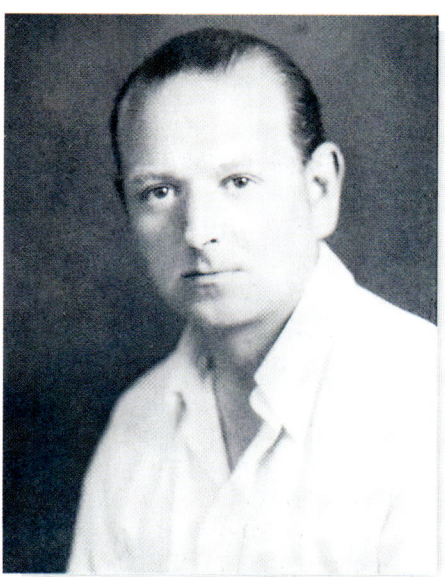

Dr. Edward Bach,
1886–1936

Nach dem Studium durchstreifte er verschiedene Fachgebiete innerhalb der Medizin auf der Suche nach echter Heilung: Notfallmedizin, Chirurgie, Pathologie, Immunologie, Homöopathie. Dabei machte er wesentliche Entdeckungen und entwickelte Impfstoffe, die große Beachtung fanden. So erlangte Dr. Bach schon nach kurzer Zeit internationale Anerkennung, und seine Praxis in London florierte.

Eine der tiefgreifenden Erfahrungen von Bach war seine an ein Wunder grenzende Genesung nach der Operation an einem bösartigen Milztumor im Jahr 1917. Er erlebte an sich selbst, wie entscheidend das Finden einer Lebensaufgabe, die mit Liebe und fester Entschlossenheit gelebt wird, für das Glück des Menschen ist. Bei der Arbeit in seiner Praxis stellte Dr. Bach fest, daß es das Temperament, die Ängste, die Vorlieben und Abneigungen der Patienten sind, die zu einer Erkrankung führen. Die Maxime: „**Behandle den Menschen und nicht seine Krankheiten**" erwies sich als therapeutisch richtig. Diese Beobachtungsgabe und Einsicht in die menschliche Natur ermöglichten es Dr. Bach zu erkennen, in welcher Weise Charaktereigenschaften in ihrer negativen Ausdrucksform die Widerstandskraft des Organismus schwächten: die Grundlage für das Entstehen verschiedener Krankheiten.

Zum Erstaunen seiner Kollegen brach Dr. Bach 1930 seine erfolgreiche ärztliche Karriere in London schlagartig ab, um sich der Suche nach noch reineren Heilmitteln intensiver widmen zu können. Er durchstreifte dabei zu Fuß die walisische und die englische Landschaft und fand nach und nach die Heilmittel, die heute nach ihm benannt sind.

Es sind insgesamt 38 Mittel, von denen 37 aus wildwachsenden, ungiftigen Blüten gewonnen werden, während das letzte aus reinem Quellwasser besteht. Außerdem entdeckte er zwei Herstellungsverfahren, um die Heilkräfte dieser Blüten für den Menschen verfügbar zu machen: die Sonnen- und die Kochmethode. In den letzten Jahren seines Lebens bezog Dr. Bach das kleine Haus namens „Mount Vernon" in dem Dorf Sotwell bei Oxford, wo noch heute die Original-Blütenessenzen hergestellt werden. Auf seinem Sterbebett beauftragte er seine Mitarbeiter, diese Heilmethode so einfach und rein wie möglich zu erhalten, ohne wissenschaftliche Erklärungen oder komplizierte Methoden – die Wirksamkeit sei Beweis genug. Jeder solle dieses Heilverfahren anwenden können, es sei nicht das Privileg einiger weniger. So hat sich die Bach-Blütentherapie über die ganze Welt verbreitet.

Dr. Bachs Menschenbild

Dr. Bach ging entschlossen den Dingen auf den Grund, er begnügte sich nicht mit Halbwahrheiten. So gelangte er zu tiefen Erkenntnissen über die menschliche Natur.

Er ging davon aus, daß der Mensch eine unsterbliche Seele hat – von Dr. Bach als das höhere Selbst bezeichnet – sowie eine irdische Persönlichkeit, die sich aus einem körperlichen, einem psychischen und einem geistigen Anteil zusammensetzt. Das höhere Selbst, das unsere Verbindung zur göttlichen Ordnung darstellt (vergleichbar mit einem Lichtstrahl, der von der lebenspendenden Sonne stammt), lenkt unseren Lebensweg. Wir bekommen eine entsprechende „Lebensausstattung" und werden in bestimmte Lebensverhältnisse und Situation „gelenkt", die dazu geeignet sind, daß unsere irdische Persönlichkeit Qualitäten wie Liebe, Geduld, Standhaftigkeit, Verantwortlichkeit und Zufriedenheit entwickelt. Dabei nehmen die negativen Charaktereigenschaften wie Haß, Egoismus, Habsucht, Intoleranz und Hochmut ganz natürlich ab. **Das Ziel hierbei ist es stets, zu einer Harmonie und Weisheit zu gelangen, die man sowohl zu seinem eigenen als auch zum Wohl seiner Mitmenschen einsetzen kann.**

Um diesen Lebensplan zu erkennen und zu erfüllen, gilt es, die Botschaften des höheren Selbst zu befolgen. Unser höheres Selbst spricht zu uns durch die leise innere Stimme, durch Intuition und Instinkt. **Um Glück, Zufriedenheit und Gesundheit zu erleben, ist es entscheidend, den von unserer Seele vorgesehenen Lebensweg zu gehen.** Auch ein kleines Kind kennt, ohne dies ausdrücken zu können, in seinem Innersten den Weg, den es im

Von den 38 Bach-Blütenessenzen werden 37 aus Pflanzen gewonnen, ein Mittel ist reines Quellwasser

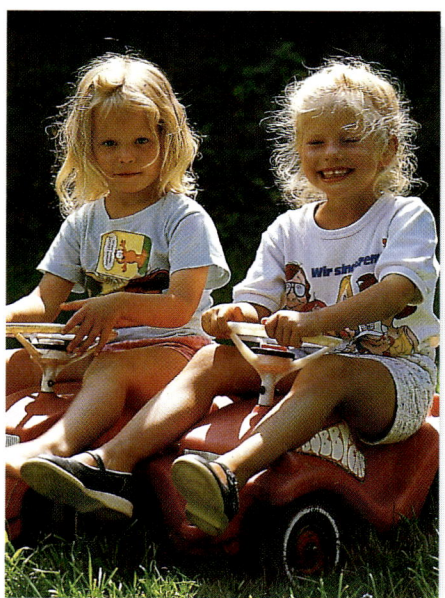

Gesunde Kinder lieben alle Arten von Bewegung

heiten, Verzweiflungsgefühle, die Dr. Bach als „negative Gemütszustände" bezeichnete.

Durch diese negativen und disharmonischen Gemütszustände wird die Abwehrkraft geschwächt, und schädigende Einflüsse (wie Bakterien und Viren) können zur Krankheit führen. Krankheit, im umfassenden Sinn, kommt die Aufgabe zu, uns als „letztes Mittel" auf unsere „Fehltritte" aufmerksam zu machen. So schreibt Dr. Bach in seinem Werk „Ihr leidet an Euch selbst": „Krankheit ist einzig und allein ein Korrektiv. Sie ist weder rachsüchtig noch grausam . . ., um uns auf den Pfad der Wahrheit und des Lichts zurückzuführen, den wir nicht hätten verlassen sollen." Und weiter: „Krankheit dient in Wirklichkeit unserem Guten und ist wohltätig, doch wir könnten sie meiden, wenn wir nur das rechte Verständnis, verbunden mit dem Verlangen, das Rechte zu tun, besäßen." **Um Krankheit vorzubeugen bzw. zu heilen, geht es also darum, die eigentliche Ursache, nämlich die negativen Gemütszustände, durch die Entwicklung von positiver Lebenseinstellung zu überwinden.** Dr. Bach fand 37 wildwachsende Pflanzen, die die Eigenschaft haben, diesen Prozeß zu unterstützen. Außerdem sind beispielsweise Entspannung, Naturerlebnisse, Musik und eine Vielzahl weiterer erhebender Dinge auch in der Lage, uns Inspiation zu schenken. Darüber hinaus ist der Weg zu Glück und Gesundheit der, der inneren Stimme des „höheren Selbst" vertrauensvoll zu folgen. Um den Weisungen der inneren Stimme, trotz ab-

Leben zu gehen hat. Den Erziehern kommt die heikle Aufgabe zu, die Anlagen des Kindes zu erkennen und seine positive Entwicklung auf sanfte Weise zu unterstützen, ohne jedoch zuviel Einfluß zu nehmen. Laut Dr. Bach hat Krankheit zwei Hauptursachen. Die eine ist, wenn wir die Weisungen des höheren Selbst nicht befolgen, und die zweite, wenn wir gegen die „Einheit" allen Lebens verstoßen. Jede Abweichung vom vorgesehenen Lebensweg – entweder durch Beeinflussung von außen (wie zum Beispiel eine einengende Erziehung) oder durch das Ignorieren der inneren Stimme – führt zu Konflikten zwischen dem höheren Selbst und der Persönlichkeit des Menschen. Als Folge davon kommt es zu Disharmonie und zu Veränderungen im psychischen Bereich, es entstehen Ängste, Unsicher-

weichender Erwartungen anderer, folgen zu können, ist es eine Vorbedingung, daß man anderen die gleiche Freiheit gewährt. Das gilt sowohl für den Partner, die Freunde und Verwandten als auch für die eigenen Kinder. Es bedeutet allerdings nicht, daß wir jeder Laune des Kindes nachgeben sollen.

Dieser Weg ist für jeden von uns eine Herausforderung und eine Einladung zu persönlichem Wachstum.

Was ist Krankheit, was ist Gesundheit?

Der Versuch, ein Auto reparieren zu wollen, indem man lediglich das betreffende Warnsignal abstellt, kann das eigentliche Problem nicht lösen. Es bleibt unberührt. Dies kann im Zusammenhang mit der Medizin als Beispiel gelten für die Vergeblichkeit, eine Krankheit verstehen und heilen zu wollen nur aufgrund der Symptome, mit der sie sich zeigt.

Dr. Bach entdeckte durch seine Forschungsarbeit und durch Erfahrungen mit Patienten, daß das, was wir Krankheit nennen, die Folge von unseren negativen Einstellungen und Gefühlen ist. Dieser Zusammenhang wurde mittlerweile von der medizinischen Forschung bestätigt, doch ist diese Tatsache schon seit Jahrtausenden bekannt. Schon die Väter der Medizin wie Asklepios, Hippokrates und Paracelsus wußten, daß Krankheit die Folge einer Disharmonie zwischen Körper, Geist und Seele ist.

Um dieses zu verdeutlichen, möchten wir ein Beispiel anführen: Wir haben alle schon erlebt, daß wir bei Ärger einen roten Kopf und Herzklopfen bekommen können. Oder daß wir bei Angst blaß werden, zittern, kalter Schweiß ausbricht und wir sogar Durchfall bekommen können. Wut oder Angst sind Emotionen, aber sie erzeugen meßbare, sichtbare und spürbare körperliche Symptome. Da ist es kein Wunder, daß es auch körperliche Folgen haben kann, wenn wir uns jahrelang ärgern oder Angst haben.

„Wer heilt, hat recht!"

Die Bach-Blütentherapie hat, obwohl wissenschaftlich nicht erklärbar, ihre Wirksamkeit seit Jahrzehnten bewiesen. Man braucht nicht an diese Therapie zu glauben, sie funktioniert auch ohne Philosophie oder Erklärungen. Dennoch wird man sie effektiver einsetzen können, wenn man ihren geistigen Hintergrund kennt. Auch Therapieverlauf und -erfolg lassen sich besser einschätzen, denn die wesentliche Stärke der Bach-Blüten besteht darin, die seelisch-geistigen Qualitäten des Menschen zu fördern.

Krankheit resultiert oft aus unseren negativen Einstellungen und Gefühlen

13

Die Blütentherapie

Was sind Bach-Blüten eigentlich?

Die Blütentherapie nach Dr. Bach ist eine wunderbar einfache, natürliche und nebenwirkungsfreie Heilmethode. Die dabei verwendeten Blütenessenzen können keinen Schaden anrichten. Das macht die Bach-Blüten gerade für die Anwendung bei Kindern so empfehlenswert. Die Auswahl der Essenzen erfordert keine besonderen medizinischen Kenntnisse. Gesunder Menschenverstand und ein sorgfältiges Beobachten der kleinen Patienten sind die wichtigsten Voraussetzungen für die richtige Behandlung, die primär nicht körperliche, sondern Gemütszustände berücksichtigt. Aus den Blüten wildwachsender, ungiftiger Pflanzen, wie zum Beispiel der Eiche, des Walnußbaums und der Heckenrose, werden 3 Essenzen hergestellt, von denen jede auf eine ganz bestimmte Unausgeglichenheit der Persönlichkeit abgestimmt ist. Es sind negative Gemütszustände wie Angst, Unsicherheit, Erschöpfung und Ungeduld, die mit Hilfe der Blütenmittel harmonisiert werden. Durch die wiederhergestellte seelische Ausgeglichenheit können unsere Selbstheilungskräfte wirksam werden. In der Folge werden Beschwerden und Krankheiten gelindert, geheilt – oder sie treten gar nicht erst auf.

Wie werden die Bach-Blütenessenzen hergestellt?

Dr. Bach entdeckte die besondere Herstellungsmethode für die Bach-Blüten an einem sonnigen Morgen, als er mit dem Tau von Blütenkelchen experimentierte. Er stellte dabei fest, daß der eingesammelte Tau die Heilkräfte der entsprechenden Pflanzen enthielt, und er entwickelte aus dieser Erkenntnis die Sonnen- und die Kochmethode. Bei beiden Verfahren werden die Blüten an einem Vormittag bei klarem Sonnenscheid gepflückt. Bei der Sonnenmethode werden die Blüten in eine Schale mit Quellwasser gelegt. Bei der Kochmethode werden die Blüten (oft die von Bäumen) 30 Minuten lang gekocht. Die Essenzen werden in Branntwein konserviert.

Bach-Blütenessenzen kann man selbst herzustellen. Dies verlangt jedoch ein sorgfältiges Vorgehen, und daher empfehlen wir die Original-Bach-Blütensets zu verwenden (siehe Seite 83).

Wilde Heckenrosen

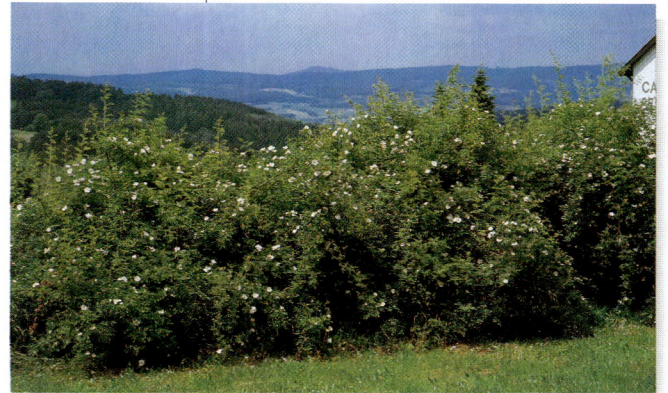

Warum sind Bach-Blüten für Kinder besonders gut geeignet?

◼ Kinder sind unvoreingenommen und haben noch nicht so viele feste Gewohnheiten ausgebildet. Sie sind spontaner, offener und im allgemeinen empfänglicher. Daher sind sanfte und natürliche Heilmittel, die vor allem das Gefühl ansprechen, besonders wirkungsvoll.
◼ Die positive Wirkung der Bach-Blüten bei Kindern zeigt sich oftmals erstaunlich schnell.
◼ Weil Bach-Blüten ungefährlich sind (ungiftig, frei von Nebenwirkungen und nicht suchtverursachend), können sie risikofrei – auch von Nichttherapeuten – gegeben werden.
◼ Die Bach-Blütentherapie unterstützt Entwicklungsschritte und beugt Krankheitsausbrüchen oftmals vor.
◼ Im Erkrankungsfall wird die Genesungszeit häufig verkürzt.
◼ Die Einnahme anderer Medikamente, die unangenehme Nebenwirkungen haben können, kann oftmals verringert werden.
◼ Der Therapieerfolg zeigt sich zum einen nicht nur in gesünderen, sondern auch in glücklicheren, zufriedeneren Kindern.
◼ Die psychische Stabilität in Krisensituationen (auch im späteren Leben) wird erhöht.

Warum ist die Anwendung der Bach-Blütentherapie für Eltern und Betreuer geeignet?

◼ Das Ausüben der Bach-Blütentherapie erfordert keine besonderen medizinischen Vorkenntnisse.
◼ Das Erlernen und die Anwendung der Bach-Blütentherapie sind einfach und übersichtlich.
◼ Die Durchführung der Therapie schult Ihre Aufmerksamkeit, Ihre Menschenkenntnis sowie Ihre Selbstverantwortung.
◼ Die Bach-Blütentherapie unterstützt Ihre natürliche Fürsorge. Durch diese liebevolle Hinwendung wird die Erwachsenen-Kind-Beziehung vertieft.
◼ Die Anwendung bei Ihnen selbst erhöht Ihre psychische Stabilität, die man im Umgang mit Kindern benötigt.
◼ Die Lösung Ihrer eigenen Konflikte spiegelt sich oft in einem besseren Befinden Ihrer Kinder.
◼ Die Selbstbehandlung erhöht oft das eigene Glücksgefühl und wirkt damit vorbeugend gegen viele Krankheiten.
◼ Die Bach-Blütentherapie ist umweltschonend in der Herstellung und sparsam in der Anwendung.

Bach-Blüten für Kinder

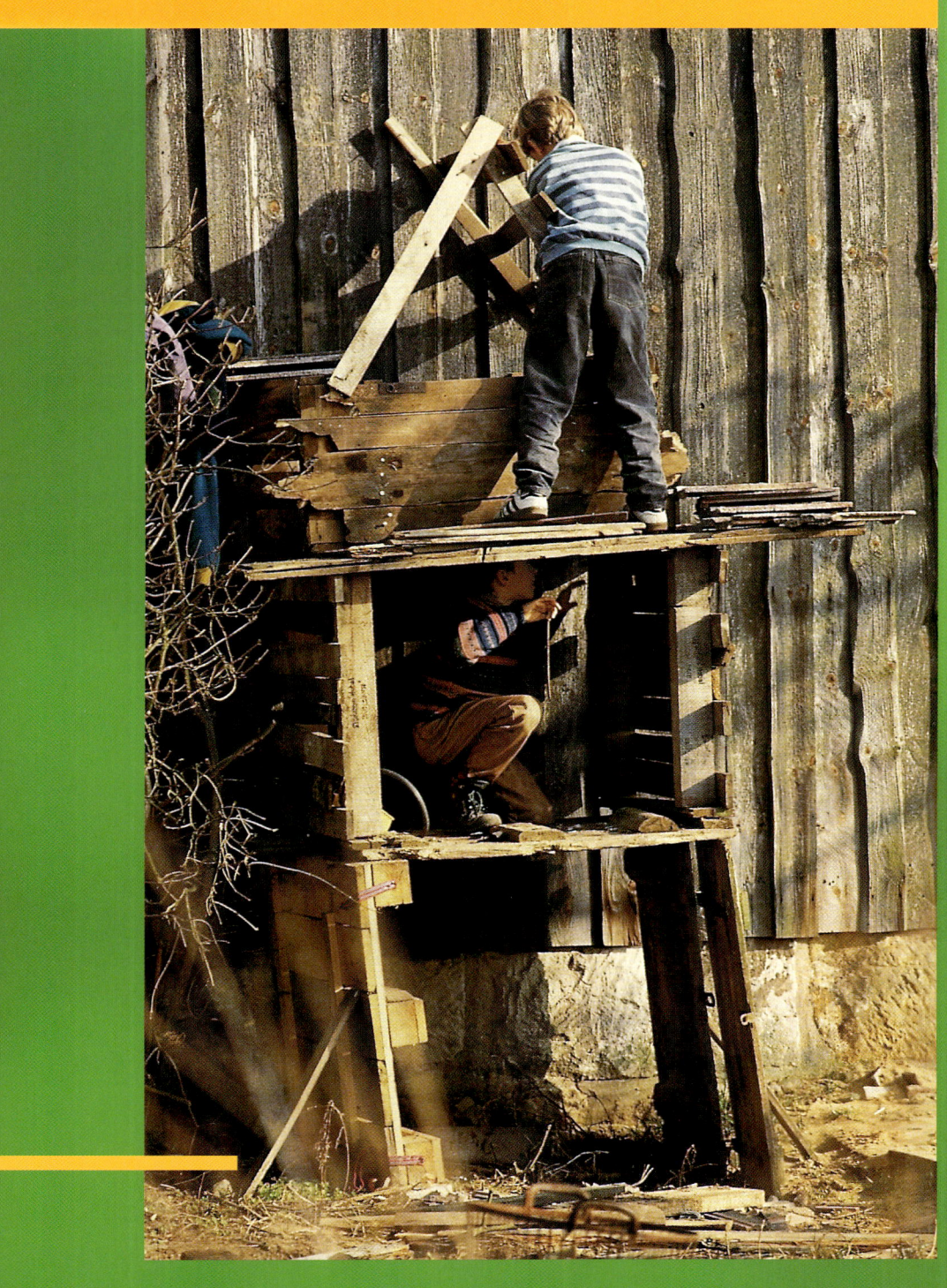

Allgemeines

Die Bach-Blütentherapie bei Kindern

Während beim Erwachsenen Charaktereigenschaften und Verhaltensweisen bereits gefestigt sind, bilden sich diese beim Kind erst noch aus. Das Kind steht in der Entwicklung und wird von Ihnen als Eltern geprägt. Kindliche Verhaltensauffälligkeiten sind immer ein Impuls für Sie, liebe Eltern, Ihr eigenes Verhalten zu überprüfen! Kinder sprechen in der Regel schneller als Erwachsene auf die Bach-Blütentherapie an. Um jedoch dauerhaften Therapieerfolg bei der Behandlung zu erzielen, müssen wir sowohl den Gemütszustand und Verhaltensauffälligkeiten beim Kind als auch den elterlichen Einfluß mit einbeziehen. Darum empfiehlt es sich, daß Sie selbst auch Bach-Blüten einnehmen.

Wir haben es schon öfter erlebt, daß die Lösung von Konflikten bei den Eltern zu deutlicher Verbesserung der Symptome der Kinder geführt hat. Das läßt sich dadurch erklären, daß Kinder bewußt **und** unbewußt Charaktereigenschaften sowie Verhaltensweisen der Eltern nachahmen. Je glücklicher und zufriedener Sie sind, desto natürlicher können sich Ihre Kinder entwickeln. So können Sie als Eltern viel dazu beitragen, daß Ihre Kinder zu selbstbewußten, selbstverantwortlichen und glücklichen Menschen werden.

Wie wirken Bach-Blüten?

Die Bach-Blüten haben die besondere Eigenschaft, daß sie auf das Gemüt, auf die Seele wirken. Sie helfen, negative Gemütszustände und negative Persönlichkeitsmerkmale durch die Entwicklung positiver Eigenschaften zu überwinden. Diese negativen Gemütszustände können vorübergehender oder länger dauernder Natur sein. Die Bach-Blüten können Ihr Kind nicht manipulieren oder negativ verändern. Sie werden die ohnehin schon vorhandenen positiven Eigenschaften stärken. Sie können beispielsweise aus Ihrem dominanten Kind kein angepaßtes Schäfchen machen, aber das Kind kann lernen, mit Hilfe der Blütenessenz Vine rücksichtsvoller mit seiner Führungsqualität umzugehen.

Bach-Blüten können negative Eigenschaften nicht verstärken

Wer kann die Bach-Blütentherapie anwenden?

Im Grunde sind alle Menschen, denen das Wohl ihres Kindes am Herzen liegt und die über Beobachtungsgabe und allgemeine Menschenkenntnis verfügen, geeignet, die Bach-Blütentherapie auszuüben. Hierbei muß beachtet werden, daß „Therapie" von Krankheiten im herkömmlichen medizinischen Sinn nicht gemeint ist, sondern das, was man als „Seelenpflege" bezeichnet. **Es geht darum, durch Wiederherstellung der inneren Harmo-**

nie das körpereigene Immunsystem zu kräftigen.

Menschen, die beruflich mit Kindern zu tun haben, sollten abklären, ob es im Rahmen ihrer Tätigkeit möglich ist, die Bach-Blütentherapie anzuwenden. Jedoch ist es in jedem Fall sinnvoll, sich auch mit den Eltern zu besprechen.

Als Elternteil oder naher Verwandter hat man bei der Wahl der Bach-Blüten den Vorteil, daß man das Kind besonders gut kennt und dessen Entwicklung nachvollziehen kann. Ein Nachteil könnte sein, daß man sich an bestimmte Verhaltensweisen so gewöhnt hat, daß sie gar nicht mehr auffallen. Außerdem spiegelt das Kind häufig die Verhaltensweisen der Erwachsenen wider. Und bei uns selbst haben wir oft einen „blinden Fleck". In solch einem Fall ist es sinnvoll, einen Außenstehenden, der mit der Bach-Blütentherapie vertraut ist, heranzuziehen.

Eltern haben immer den großen Vorteil, ihr Kind sehr gut zu kennen

Wann wird die Bach-Blütentherapie eingesetzt?

Sie wird eingesetzt
■ zur Erleichterung von Entwicklungsschritten
■ zur Lösung von seelischen Konflikten und familiären Problemen
■ zur Vorbeugung oder im Vorstadium akuter Erkrankungen
■ bei psychosomatischen Beschwerden
■ zur Beschleunigung der Heilung bei Krankheiten
■ zur Beruhigung bei Notfällen

■ bei geistig-seelischen Entwicklungsstörungen
■ bei Verhaltensstörungen und Neurosen.

Immer ist zu prüfen, ob eine Verhaltensstörung überhaupt vorliegt, d. h., ob Sie nicht Ihre eigenen Erwartungen, Wünsche, unerfüllten Sehnsüchte und verpaßten Lebenschancen in Ihr Kind hineinprojizieren.

Obwohl wir das Beste für unsere Kinder wünschen, sollten wir prüfen, ob dies tatsächlich dem inneren Bedürfnis des Kindes entspricht (ohne jeder Laune gleich freien Lauf zu lassen). Das gilt beispielsweise bei der Freizeitgestaltung, der Schul- und Berufswahl. Außerdem ist es nicht sinnvoll, bei jeder kleinen Unpäßlichkeit gleich zu den Bach-Blüten zu greifen.

Welche Risiken, Wechsel- und Nebenwirkungen können bei der Bach-Blütentherapie auftreten? Wo sind die Grenzen?

Diese Therapie zeichnet sich gerade dadurch aus, daß sie frei von Neben- und Wechselwirkungen ist und nicht süchtig macht und sich mit anderen Therapien und Medikamenten verträgt. Jedoch sollten Sie bei körperlicher Erkrankung, hohem Fieber, sehr ausgeprägten Stimmungsschwankungen und Fällen, in denen Sie sich überfordert fühlen, unbedingt sofort fachliche Hilfe in Anspruch nehmen. Zur Unterstützung können Sie zusätzlich Bach-Blüten verabreichen, um den Heilungsvorgang zu beschleunigen.

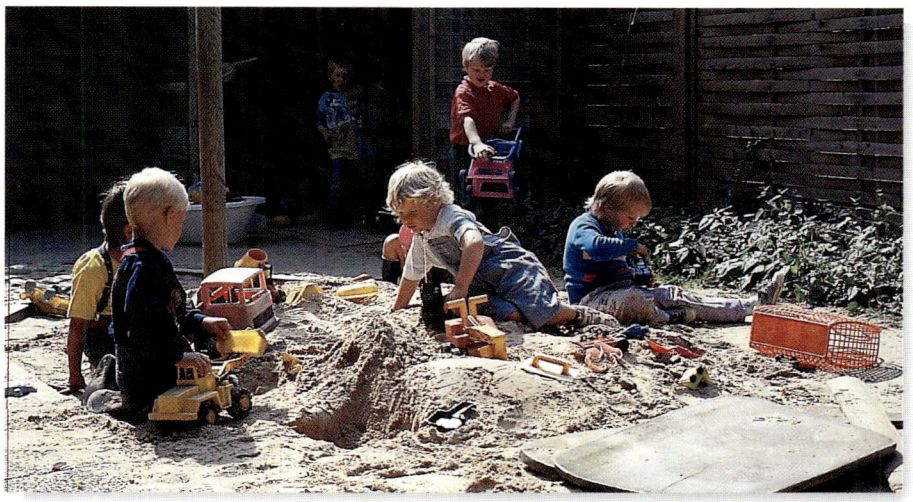

Um die richtige Bach-Blüte zu finden, müssen Sie das Verhalten Ihres Kindes genau beobachten

Praktische Anwendung

Die richtige Blütenwahl

Um die richtigen Blütenmittel bei Kindern auszuwählen, sollten Sie ihr Verhalten genau beobachten. Dies gilt besonders bei Säuglingen und Kleinkindern. Dabei ist es von Vorteil, wenn Sie sich in das Kind und sein Befinden einfühlen können. Sie sollten nicht mehr als 7 bis 8 Blüten für eine Mischung verwenden.

Es gibt grundsätzlich drei Auswahlverfahren:

1. Das schnellste Verfahren eignet sich besonders für akute Situationen. Denken Sie im Notfall immer zuerst an Rescue Remedy, die Notfalltropfen (siehe Seite 56). Ebenso dann, wenn Ihnen eine Verhaltensweise Ihres Kindes besonders auffällt. Schlagen Sie im Kapitel „Bach-Blüten für Kinder" (siehe Seite 16–24) bei den entsprechenden Entwicklungsstadien oder Verhaltensauffälligkeiten nach. Dort sind die Blüten mit den unterschiedlichen Merkmalen aufgeführt.

2. Wenn Sie mit den unterschiedlichen Beschreibungen der Bach-Blütenzustände vertrauter geworden sind oder mehr Zeit zur Verfügung haben, können Sie die Blüten anhand der genauen Beschreibung der 3 Essenzen auswählen. Dabei stehen Ihnen ausführliche Blütenbeschreibungen, eingeteilt nach den 7 Gruppen von Dr. Bach (siehe Seite 24) und die alphabetische Auflistung auf den Seiten 82/83 zur Verfügung. Bei den

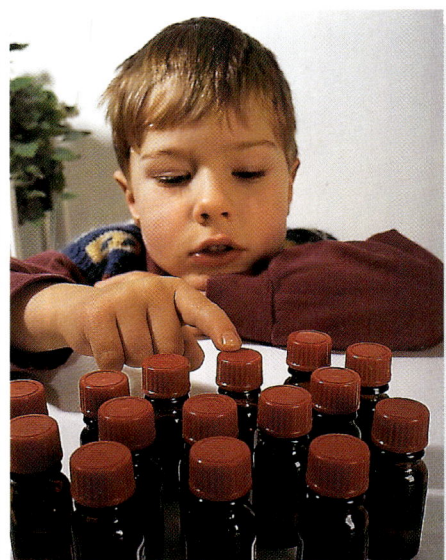

Die spontane Auswahl einer Bach-Blüte zeigt oft den richtigen Weg

Blütenportraits wird außerdem zu jeder Blüte eine Differenzierung zu ähnlichen Blüten vorgenommen.

3. Bei Kindern bis ca. acht Jahren können Sie die Methode der „Spontanwahl" anwenden. Diese Spontanwahl bietet sich vor allem dann an, wenn Sie mit den anderen Methoden nicht weiterkommen. Außerdem können Sie die Spontanwahl noch zusätzlich einsetzen, sobald Sie Ihre Wahl nach den zwei vorhergegangenen Methoden getroffen haben. Sie werden über das Ergebnis erstaunt sein. Bei der Spontanwahl gehen Sie folgendermaßen vor: Sie nehmen ein komplettes Set mit 3 Blütenessenzen und stellen die gleich aussehenden Flaschen auf einen Tisch. Sie lassen Ihr Kind nach einigen Flaschen spontan greifen, und Sie werden feststellen, daß es intuitiv die Essenz nimmt, die es momentan benötigt.

Um bei den Methoden 1 und 2 die Blütenwahl zu erleichtern, sollten Sie folgendes beachten:

■ Wie verhält sich Ihr Kind?
■ Warum verhält sich Ihr Kind Ihrer Meinung nach so?
■ Seit wann ist Ihnen das Verhalten aufgefallen? Gab es während dieser Zeit besondere Vorkommnisse?
■ Gibt es etwas, was Ihr Kind sich wünscht oder brauchen könnte?
■ Gibt es etwas, was Ihr Kind nicht mag, oder etwas, was es stört?
■ Hat Ihr Kind vielleicht vor etwas Angst, traut sich jedoch nicht, etwas zu sagen?
■ Befindet sich Ihr Kind in einer bestimmten Phase, wie zum Beispiel in der Pubertät, in der es typische Prozesse durchmacht?
■ Tragen Sie vielleicht selbst durch Ihr eigenes Verhalten zu den Reaktionen Ihres Kindes bei?

Allgemeine Empfehlungen zur Blütenwahl

Denken Sie daran, daß vor allem der jetzige Zustand Ihres Kindes behandelt wird und nicht vergangene oder zukünftige Situationen/Zustände. Achten Sie darauf, daß Sie nicht Ihre eigene Problematik in das Kind hineininterpretieren.

Unklarheiten bei der Blütenwahl

Sie haben zu viele Blüten ausgewählt?

■ Überlegen Sie genau, welche der Blüten die wichtigste ist, und lassen Sie dann entsprechend die weniger wichtigen Blüten weg.

■ Sie müssen nicht alle Probleme gleichzeitig behandeln, sondern jeweils nur das, was gerade am stärksten hervorsticht.

■ Versuchen Sie es mit der Methode der Spontanwahl. Das kann auf die richtige Spur helfen.

■ Sie können auch, wenn die Situation ganz unklar ist, erst einige Tage **Rescue** geben oder aber auch Holly für extrovertierte und Wild Oat für eher nach innen gekehrte Kinder. Nach einigen Tagen wird die Situation für Sie deutlicher erkennbar.

■ Wenn Sie selbst Entscheidungsschwierigkeiten haben, nehmen Sie Scleranthus, Cerato, Clematis, Larch, Mimulus oder andere Blüten.

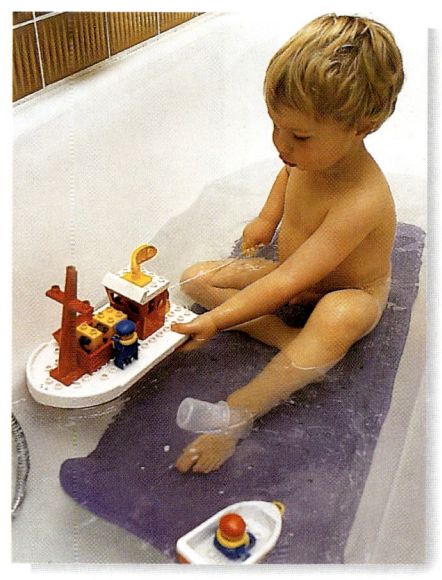

Spielen in warmem Wasser entspannt und macht Spaß

Sie können nicht feststellen, welches Problem Ihr Kind genau hat?

■ Schauen und fragen Sie noch einmal nach.

■ Probieren Sie es mit der Spontanwahl.

■ Geben Sie anfangs Rescue, Holly oder Wild Oat.

Nach etwa einer Woche müßte die Situation wesentlich besser sein.

Herstellung von Blütenmischungen und Dosierung

Sobald Sie die geeigneten Blütenessenzen ausgewählt haben, können Sie zur Anwendung übergehen. Die Mischung können Sie entweder in der Apotheke zubereiten lassen oder selbst herstellen, wenn Sie über ein Bach-Blütenset verfügen, das Sie in

der Apotheke oder in England (günstiger!) kaufen können. Die Bach-Blüten können Sie je nach Bedarf mit folgenden Methoden anwenden:

■ die Wasserglasmethode
■ die Einnahmeflasche
■ besondere Anwendung bei Säuglingen
■ äußerlich (für Umschläge und Bäder oder als Creme).

Die Wasserglasmethode

Diese Methode hat sich bei akuten Zuständen und Erkrankungen, die einen vorübergehenden Charakter haben, bewährt. Besonders wenn sich Ihr Kind zu Hause aufhält, also nicht viel unterwegs ist, ist diese Methode am praktischsten.

Sie benötigen dafür 1 Trinkglas (0,2 l) mit Leitungs- oder stillem Quellwasser und die entsprechenden Blütenessenzen (in den original Vorratsflaschen/ Stockbottles). Von jeder Vorratsflasche geben Sie 2 Tropen in das Wasserglas. Bei Rescue Remedy nehmen Sie 4 Tropfen.

Geben Sie Ihrem Kind das Wasser schluckweise über den Tag verteilt zu trinken, und achten Sie darauf, daß jeder Schluck für eine kurze Weile im Mund behalten wird. Sobald das Glas vor Tagesablauf leer ist und der Zustand es noch erfordert, bereiten Sie eine neue Mischung. Sollte die Situation anhalten, bereiten Sie eine Einnahmeflasche zu.

Die Einnahmeflasche

Die Einnahmeflasche hat sich für längere Behandlungen und in Situationen, in denen Ihr Kind viel unterwegs ist, bewährt.

Dazu benötigen Sie eine leere Pipetten- oder Tropfflasche mit 10, 20 oder 30 ml. Diese bekommen Sie in der Apotheke. Sie können auch gebrauchte Fläschchen verwenden, wenn Sie diese zuvor 10 bis 20 Minuten auskochen.

Die leere Einnahmeflasche füllen Sie mit stillem, nicht destilliertem und nicht entmineralisiertem Quellwasser (beispielsweise Volvic). Zur Not können Sie auch Leitungswasser nehmen, dann müssen Sie die Flasche jedoch im Kühlschrank aufbewahren.

Sollte der Inhalt der Einnahmeflasche länger als eine Woche halten, müssen Sie zur Konservierung die Mischung aus einem Drittel Branntwein, Cognac (vorzugsweise in Eichenfässern gereift) oder Obstessig und zwei Drittel Wasser bereiten.

Die Einnahmemischung bleibt so etwa vier Wochen haltbar.

In diese so vorbereitete Flasche geben Sie je 2 Tropfen aus den Vorratsflaschen (Stockbottles) der ausgewählten Blüten. Bei Rescue Remedy nehmen Sie 4 Tropfen.

Geben Sie Ihrem Kind aus dieser Einnahmeflasche 4 mal täglich 4 Tropfen auf einen Plastiklöffel oder direkt auf die Zunge. Achten Sie dabei darauf, daß die Tropfen eine kurze Weile im Mund behalten werden. Die günstigsten Einnahmezeiten sind morgens direkt nach dem Aufstehen, dann jeweils vor dem Essen und abschließend abends kurz vor dem Schlafengehen. Bei Bedarf können Sie die Einnahme beliebig oft am Tage wiederholen. Die Wirkung wird hierdurch verstärkt, und ein Schaden ist dabei ausgeschlossen.

Anwendung bei Säuglingen

Beim Neugeborenen gibt es mehrere Einnahmemöglichkeiten. Sie wählen aus, welche Einnahmemöglichkeit Ihrem Baby am meisten entspricht, eventuell kombinieren Sie mehrere Möglichkeiten. Auch werden beim Neugeborenen meist nicht mehr als 4 Blütenessenzen in einer Mischung benötigt.

■ Die Mutter nimmt die Blüten ein und gibt sie über die Muttermilch an ihr Baby weiter.

■ Die Mutter beträufelt ihre Brustwarzen mit der Blütenmischung (ohne Alkohol!).

■ Die Mutter oder der Vater gibt die Tropfen (ohne Alkohol!) ins Teefläschchen oder auf einen Teelöffel mit abgekochtem Wasser.

■ Bei traumatischen Geburten werden Schläfen, Stirn und Herzbereich des

Neugeborenen mit den Tropfen betupft.
- Man gibt die Tropfen in eine Duftlampe und stellt sie in die Nähe des Neugeborenen.
- Man träufelt die Tropfen auf das Kissen des Kindes.

Andere Anwendungen

Äußerliche Anwendungen, Bäder, Umschläge oder Inhalationen können zusätzlich zu der Einnahme den Heilungsvorgang unterstützen. Besonders haben sich diese Verfahren bei Wunden, Prellungen, Insektenstichen und Hautausschlägen bewährt.

Äußerliche Anwendungen: Man gibt die Tropfen aus der Einnahmeflasche, der Stockbottle oder die Rescue-Remedy-Creme direkt auf die Haut. Diese Methode hat sich bei Insektenstichen, Wunden, Brandwunden, Hautreizungen und -ausschlägen bewährt. Hierbei gilt grundsätzlich, wie sonst auch, daß notwendige medizinische Maßnahmen ergriffen werden müssen. Insbesondere offene Wunden müssen ausreichend versorgt werden, wobei Notfalltropfen und Crab Apple zusätzlich angewandt werden können. In diesem Fall tropft man die Essenzen direkt aus der Vorratsflasche auf die Wunde. Das wirkt desinfizierend. Aber Vorsicht: Der enthaltene Alkohol brennt.

Bäder: Sie können zur Unterstützung der Behandlung bei Hautausschlägen, aber auch bei „inneren" Zuständen 10 Tropfen aus der Einnahmeflasche mit der ausgewählten Blütenmischung dem Badewasser hinzufügen.

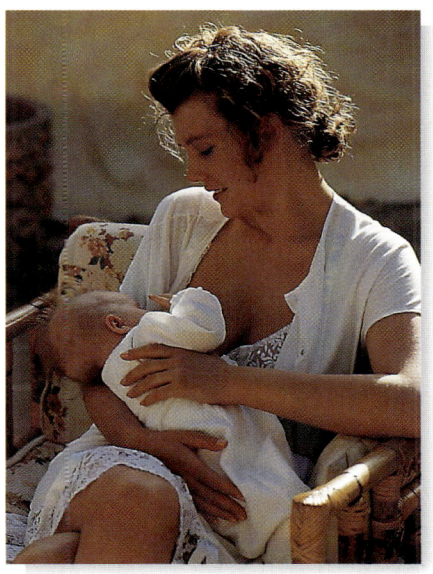

Über die Muttermilch wird die Blütenessenz an das Baby weitergegeben

Umschläge: Bei Hautausschlägen und Schmerzen können Sie 10 Tropfen der ausgewählten Blütenmischung auf einen Umschlag träufeln und diesen auf die betroffene Körperstelle legen.

Dauer und Verlauf der Therapie

Die Dauer der Therapie richtet sich danach, ob der Zustand akut und vorübergehend oder chronisch und länger andauernd ist. Wenn die Zustände häufig wechseln, müssen Sie die Einnahmemischung entsprechend verändern. Hierbei ist die Wasserglasmethode ratsam. Bei chronischen Zuständen verwenden Sie die Einnahmeflasche. Diese Anwendung kann Wochen bis Monate beibehalten werden. Bei der Bach-Blütentherapie unterscheiden wir zwischen akuter Anwendung und Typenanwendung. Jede

Blüte ist sowohl ein Akut- wie auch ein Typenmittel. Als **Akutmittel** wird jede Blüte so lange angewandt, wie der Zustand anhält. Die Besonderheit der **Typenmittelanwendung** liegt darin, daß die tieferen negativen Gemütszustände angesprochen werden. Deshalb dauert sie auch länger.

fort erkennbar. Wenn sich dennoch überhaupt keine Wirkung zeigt, sollten Sie noch einmal die Wahl der Blüten überprüfen und eventuell eine neue Mischung verabreichen.
Es kommt selten vor, daß auch nach dem zweiten Versuch eine Wirkung ausbleibt.

Was tun, wenn sich keine Wirkung zeigt?

Die Wirkung der Bach-Blüten bei Kindern zeigt sich meist schnell. Sollte diese schnelle Wirkung ausbleiben, empfiehlt es sich zu überprüfen, ob die Tropfen regelmäßig eingenommen werden. Außerdem sollten Sie, besonders bei schon länger bestehenden Problemen, geduldig sein und noch weitere zwei Wochen abwarten. Die Wirkung der Blüten ist nicht immer so-

Aufbewahrung

Die Vorratsflaschen (Stockbottles) sollten an einem kühlen, trockenen und lichtgeschützten Ort aufbewahrt werden. Auch ist die Nähe von Fernsehgeräten und ähnlichem zu meiden. Auf diese Weise sind die Blütenessenzen unbegrenzt haltbar. Setzen sich feste Bestandteile in der Flasche ab, ist das ein unbedenklicher Beweis dafür, daß es sich um Naturprodukte handelt.

Um Ihnen die Auswahl zu erleichtern, haben wie die 38 Bach-Blüten nach den 7 Gruppen von Dr. Bach eingeteilt.

1. Blütenessenzen bei Angst

2. Blütenessenzen bei Unsicherheit

3. Blütenessenzen bei mangelndem Interesse an der Gegenwart

4. Blütenessenzen bei Einsamkeit

5. Blütenessenzen bei Überempfindlichkeit gegenüber Einflüssen und Ideen

6. Blütenessenzen bei Mutlosigkeit und Verzweiflung

7. Blütenessenzen bei übertriebener Sorge um das Wohl anderer

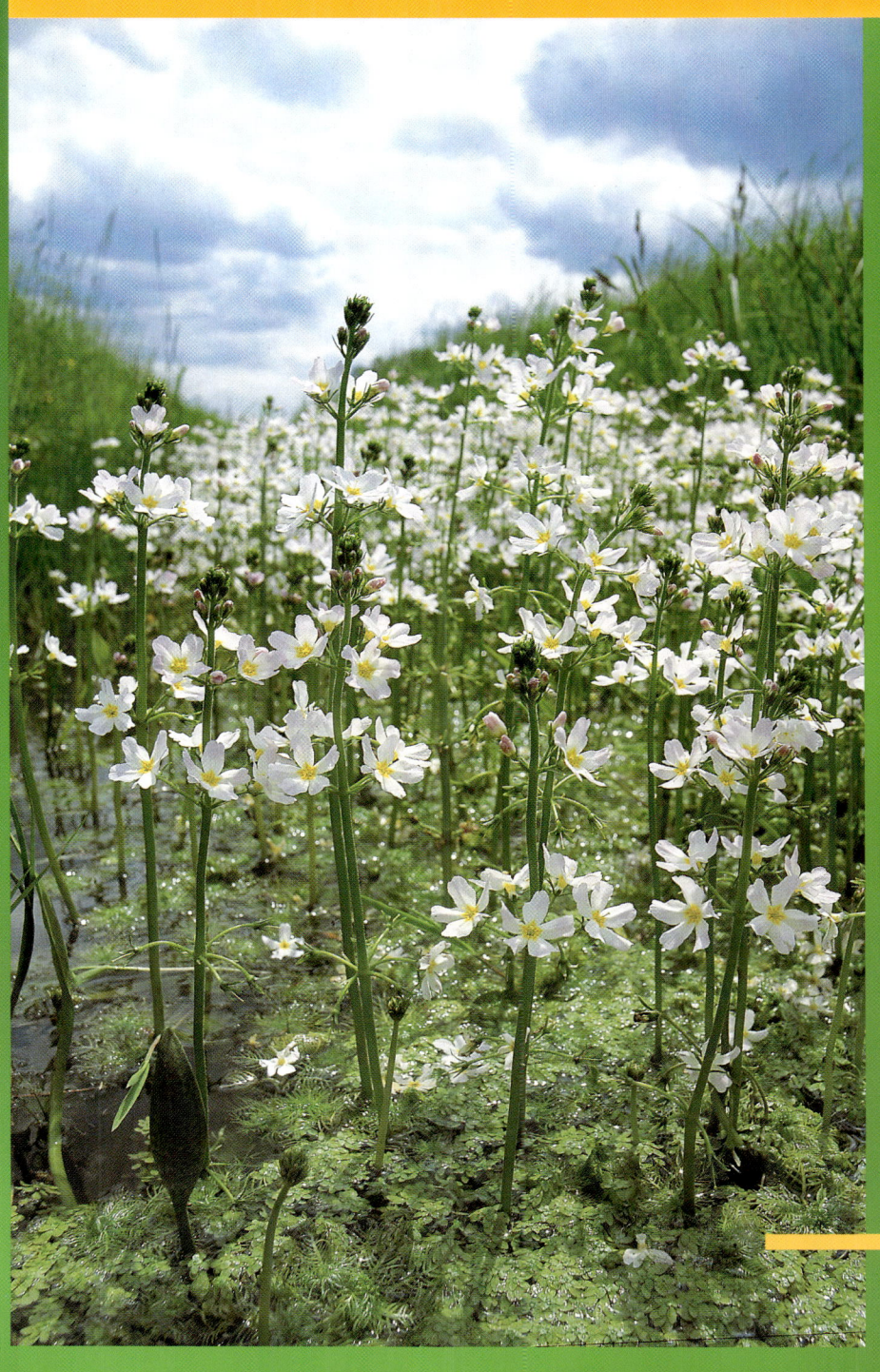

1. Blütenessenzen bei verschiedenen Arten von Angst

Rock Rose	Panik
Mimulus	Alltägliche, benennbare Ängste, Ängstlichkeit
Cherry Plum	Angst, die Kontrolle/ den Verstand zu verlieren
Aspen	unerklärliche, unterschwellige, unheimliche Ängste
Red Chestnut	Übertriebene Angst um andere

Rock Rose – Panik

Gelbes oder Gemeines Sonnenröschen (Helianthemum nummularium)

Kurzcharakteristik

Extreme Angst, Panik, überwältigende Furcht

Gelbes oder Gemeines Sonnenröschen

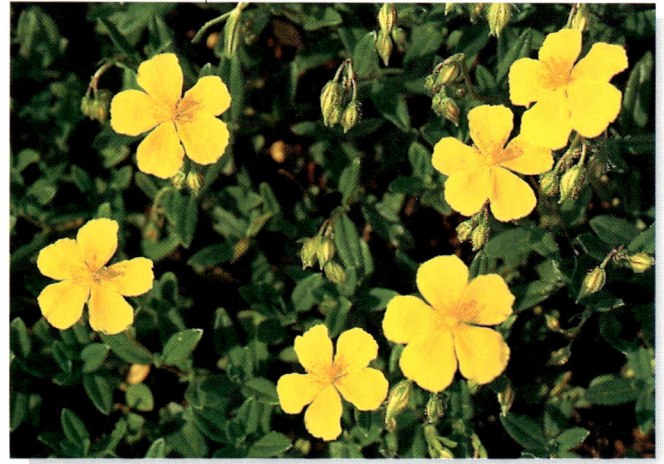

Rock-Rose-Zustand

In bedrohlichen Situationen zittert, weint oder schreit Ihr Kind und klammert sich schutzsuchend an vertraute Personen. Oder Ihr Kind erstarrt, hat große Pupillen und weit geöffnete Augen, ist unfähig zu handeln oder sich zu äußern und verliert eventuell die Kontrolle. Oder es flüchtet in eine sichere Ecke und hält sich Augen und Ohren zu. Häufig hat es Panik bei Alpträumen, Unfällen und plötzlichen Krankheiten. Panik kann sich auch in außergewöhnlichem Verhalten ausdrücken. Der Auslöser ist für Erwachsene nicht immer erkennbar.

Zusätzliche Anwendungsmöglichkeiten

Rock Rose wird meistens als Akutmittel eingesetzt. Oft wendet man auch gleich **Notfalltropfen** zur Beruhigung an. Hierbei hat sich die Wasserglasmethode bewährt (siehe Seite 21/22). Bei Bewußtlosigkeit kann man dem Betroffenen die Lippen, Schläfen und Handgelenke mit dem Mittel benetzen. Sollten zusätzlich qualvolle Schmerzen vorhanden sein, kann man **Agrimony** hinzufügen. Bei ansteckender Panik sollten alle Betroffenen Rock Rose einnehmen.

Ähnliche Blüten

■ Star of Bethlehem: Schock
■ Mimulus: Alltägliche Ängste, Ängstlichkeit

■ Cherry Plum: Aufgestaute Spannung, Angst davor, etwas Ungewolltes tun zu müssen
■ Aspen: Unheimliche, unerklärliche, unterschwellige Angst

Heilwirkung
Tapferkeit und Zuversicht in extremen Situationen. Ihr Kind wird lernen, sich selbst mehr zu vertrauen und Ruhe zu bewahren.

Mimulus – Der Angsthase

Gefleckte Gauklerblume
(Mimulus guttatus)

Kurzcharakteristik
Furcht vor benennbaren Alltagsdingen, bei Ängstlichkeit

Mimulus-Zustand
Personen im engeren Umfeld können spüren, wenn ein Kind Angst hat beispielsweise vor großen Tieren, dem Keller, Gewittern, vor Dunkelheit, Wasser, Höhe, geschlossenen Räumen, Arztbesuchen, fremden Menschen, dem Alleinsein. Kleine Kinder zeigen ihre Angst oft unmittelbar mit Weinen, Schreien, Strampeln, Anklammern, Verstecken, Ältere Kinder sind oft scheu, erröten leicht, stottern und sind vorsichtig und zurückhaltend. Das Kind entwickelt Vermeidungsstrategien, um das Objekt seiner Angst zu umgehen: Es läßt das Zimmerlicht die ganze Nacht an, oder es verschwindet, wenn Besuch kommt. Oft hat es das Kind in der Schule schwr, hat Lampenfieber und Prüfungsangst. Auch außergewöhnliches Verhalten hat manchmal Angst als Ursache. Der Auslöser

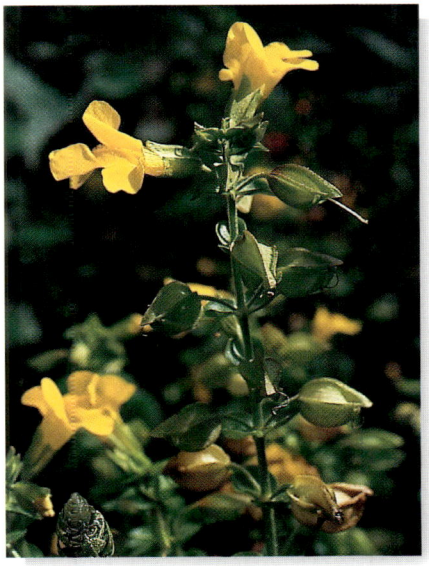

Gefleckte
Gauklerblume

ist für uns Erwachsene nicht immer erkennbar.

Ähnliche Blüten
■ Larch: Angst zu versagen, „Ich kann es nicht"
■ Pine: Schuldgefühle
■ Rock Rose: Panik
■ Aspen: Unheimliche, unerklärliche Angst
■ Star of Bethlehem: Schock

Heilwirkung
Tapferkeit, Mut und Selbstvertrauen. Ihr Kind wird lernen, Ängste besser auszuhalten und zu überwinden.

Aspen – Die Zitterpappel

Espe, Zitterpappel (Populus tremula)

Kurzcharakteristik

Vage Angst und dunkle Vorahnungen

Aspen-Zustand

Weint Ihr Kind oft aus unerklärlichem Grund, und läßt es sich schwer beruhigen? Ist Ihr Kind sensibel und leicht zu erschrecken? Braucht es zum Einschlafen immer Licht? Schaut es ängstlich unters Bett oder hinter die Tür? Möchte es oft nachts zu Ihnen ins Bett? Hat es Alpträume? Will es manchmal urplötzlich einen Ort verlassen? Kann es bestimmte Menschen aus unerklärlichen Gründen nicht ertragen? Ist Ihr Kind abergläubisch veranlagt?

Ähnliche Blüten

■ Mimulus: Benennbare, alltägliche Ängste
■ Rock Rose: Panik, Entsetzen

■ Red Chestnut: Angst, es könnte anderen etwas passieren
■ Clematis: Tagträume, Dußligkeit
■ Chicory: Klammern aus Egoismus, nicht aus Angst
■ Star of Bethlehem: Schock, eventuell die Folge von unheimlicher Angst
■ Mustard: Depression ohne bekannte Ursache
■ White Chestnut: Wiederkehrende Gedanken und Sorgen

Heilwirkung

Die vagen Ängste können besser verarbeitet und überwunden werden. Hierdurch wird Ihr Kind sich sicherer fühlen. Allgemein lernt das Kind besser, mit seiner Sensitivität umzugehen.

Cherry Plum – Das Pulverfaß

Kirschpflaume (Prunus Cerasifera)

Kurzcharakteristik

Angst „auszuflippen", Hysterie

Cherry-Plum-Zustand

Kleine Kinder reagieren auf Spannung (auch der Eltern) oft unmittelbar mit Schreien, Strampeln, heftigen Wutausbrüchen. Besonders gefühlsbetonte, impulsive, ja vitale Kinder sind anfällig für den Cherry-Plum-Zustand, wenn man von ihnen verlangt, ruhig und diszipliniert zu sein. Die so zwanghaft erzeugte Disziplin verursacht oft unerwartetes Entladen in Wutausbrüchen, hysterischem Schreien, Aggression, auch in Nagelkauen, Bettnässen und Stottern. Der Auslöser ist für Erwachsene nicht immer erkennbar. Oder das Kind ist in einer Umgebung aufgewachsen, wo es nicht üblich ist, seine

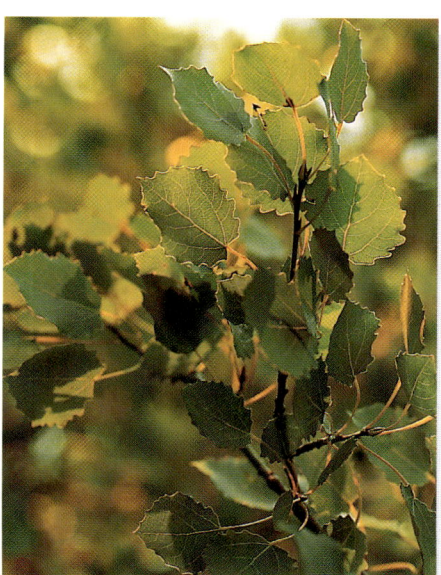

Espe,
Zitterpappel

Gefühle zu zeigen, was auch zu innerer Spannung führt. Häufig sind diese Kinder aufgesetzt kontrolliert und übertrieben genau. Cherry Plum wirkt auch in der Pubertät bei einem gestörten Verhältnis zum Körper oder zur Sexualität.

Ähnliche Mittel
- Holly: Haß, Eifersucht, Neid
- Impatiens: Ungeduld, Gereiztheit
- Agrimony: Sorgen hinter einer fröhlichen Fassade
- Rock Water: Übertriebene Selbstdisziplin
- Vervain: Übertriebene Begeisterung für ein Ideal, Missionar
- Rock Rose: Panik
- Aspen: Unheimliche, unerklärbare Angst

Heilwirkung
Die Blütenessenz hilft, zu entspannen und einfach auch einmal loszulassen. Außerdem wird die Fähigkeit ver-

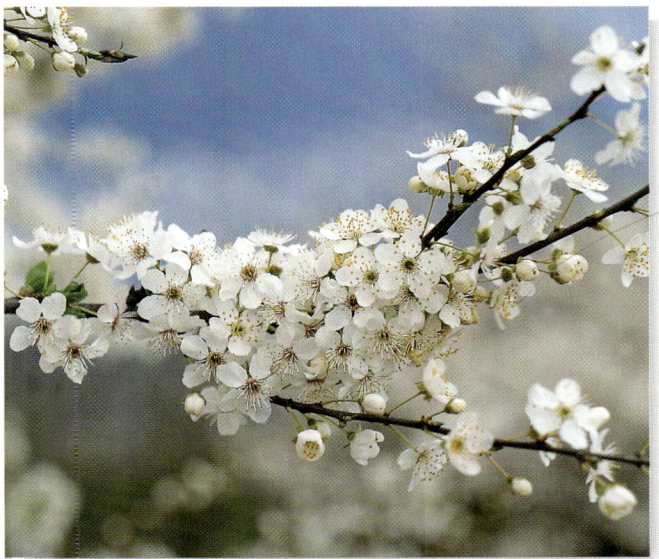

Kirschpflaume

stärkt, Spannung auch auszuhalten, ohne gleich „auszuflippen".

Red Chestnut – Die Behüterin
Rote Kastanie
(Aesculus Carnea)

Kurzcharakteristik
Schlimme Befürchtungen um andere Menschen

Red-Chestnut-Zustand
Klammert sich Ihr Kind an Ihnen fest, oder weint es, wenn Sie weggehen wollen? Fragt es Sie, wo Sie hingehen und wann Sie wiederkommen? Sorgt es sich, wenn Mama oder Papa später heimkehren als üblich, auch wenn Ihr Kind vorher darüber informiert wurde? Ist es um Ihr Haustier überbesorgt? Spricht Ihr Kind viel über das, was Familienmitgliedern „passieren könnte", auch wenn dazu keinerlei Anlaß besteht?

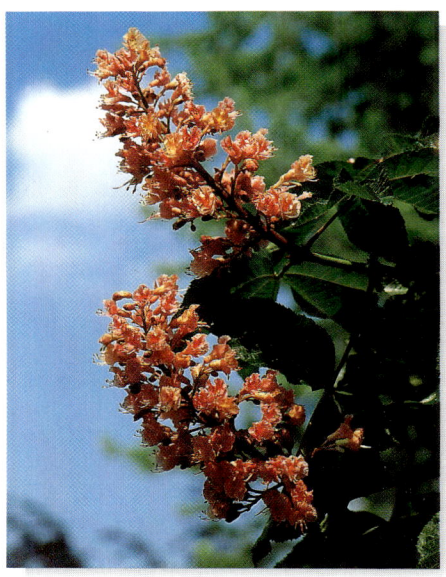

Rote Kastanie

29

Ähnliche Blüten

■ Mimulus: Benennbare, alltägliche Ängste

■ Aspen: Unheimliche, unerklärbare Ängste

■ Chicory: Sorgen um andere, um sie zu binden

■ Honeysuckle: Sehnsucht nach der Geborgenheit vergangener Zeiten, Heimweh

■ Star of Bethlehem: Schock, nachdem anderen tatsächlich etwas passiert ist

Heilwirkung

Diese Blüte hilft, die Sicherheit und Selbständigkeit aufzubauen und mehr Vertrauen zu fassen. Sie selbst denken in bezug auf Ihr Kind positiver, auch wenn es gefährdet oder krank ist.

2. Blütenessenzen bei verschiedenen Arten der Unsicherheit

Cerato	Mangel an Vertrauen in die eigene Intuition
Scleranthus	Schwanken zwischen zwei Alternativen
Gentian	Unsicherheit durch enttäuschte Erwartungen
Gorse	Unsicherheit durch Hoffnungslosigkeit
Hornbeam	Das Gefühl von Überforderung führt zu Unsicherheit
Wild Oat	Unsicherheit bezüglich des Lebensweges

Cerato – Der Ratsucher

Bleiwurz, Hornkraut
(Ceratostigma Willmottiana)

Kurzcharakteristik

Mangelndes Vertrauen in die eigene Urteilskraft

Cerato-Zustand

Diese Form von Entscheidungsschwierigkeit kann sich schon früh zeigen. Das Kind wirkt unsicher und unselbständig, weiß nicht, was es spielen oder anziehen soll, richtet sich

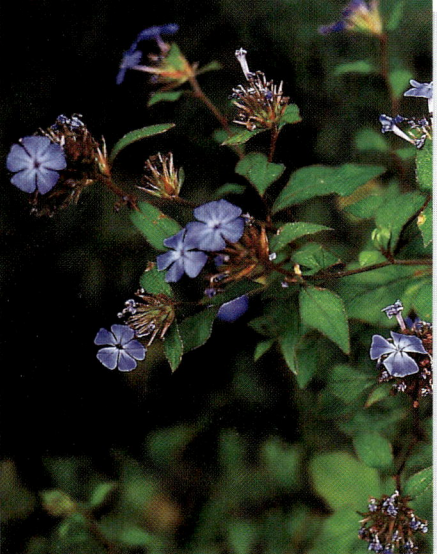

Bleiwurz, Hornkraut

nach anderen oder fragt ständig. Es scheut sich vor Verantwortung, kann schwer alleine sein, ist oft sehr redselig und braucht Bestätigung. Es ist daher leicht zu überzeugen, übernimmt Verhaltensweisen anderer Kinder, um „in" zu sein, wird somit zum angepaßten Mitläufer ohne jede Art von Spontaneität.
Manchmal erweckt es durch die Fragerei den fälschlichen Eindruck, „dumm" zu sein.

Ähnliche Blüten
■ Scleranthus: Entscheidunsschwierigkeit
■ Heather: Braucht viel Aufmerksamkeit
■ Chicory: Kümmert sich um andere, aber nicht selbstlos, sondern um etwas zu bekommen
■ Wild Oat: Unsicherheit bezüglich des Lebensweges

Heilwirkung
Ihr Kind kann besser auf die eigene innere Stimme hören und lernt auch bei Entscheidungen, auf sie zu vertrauen. Es bekommt ein deutliches Gefühl dafür, was richtig und falsch ist, und läßt sich nicht zu sehr von Ratschlägen oder Ermahnungen anderer Personen beeinflussen.

Scleranthus – Die Entscheidungsblüte
*Einjähriger Knäuel
(Scleranthus annus)*

Kurzcharakteristik
Unentschlossenheit, Mangel an Ausgeglichenheit

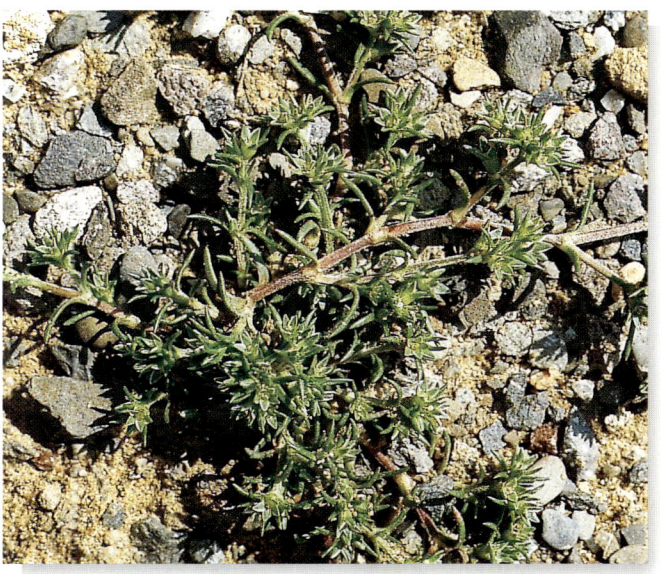

Scleranthus-Zustand
Ihr Kind neigt schon früh zu wechselnden Stimmungen und Entscheidungsschwierigkeiten. Das können Sie zum Beispiel daran erkennen, daß Ihr Kind beim fröhlichen Spielen plötzlich anfängt zu weinen oder ein Spiel nach dem anderen beginnt. Es kann sich zu nichts entschließen und wirkt dadurch wie lahmgelegt, schusselig, in sich gekehrt oder nervös. Es wechselt häufig die Kleidung und redet sprunghaft. In der Schule hat es oft Konzentrationsschwierigkeiten und leidet unter Zerrissenheit zwischen Meinungen, Gedanken und Entscheidungen. Wenn es sich einmal zu einer Entscheidung durchgerungen hat, wird es diese häufig im nachhinein umwerfen wollen. Wenn Ihr Kind krank ist, „wandern" die Symptome oder kommen und gehen häufig. Auch neigt es zu Übelkeit bei Reisen.

Einjähriger Knäuel

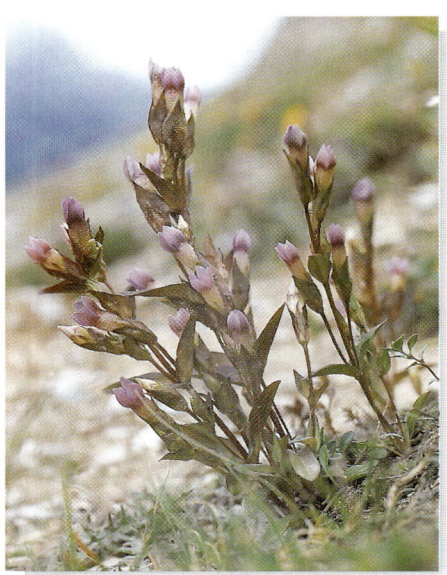

Bitterer Enzian

Gentian –
Die Enttäuschungsblüte
Bitterer Enzian
(Gentiana amarella)

Kurzcharakteristik
Zweifel, Enttäuschung, Niedergeschlagenheit

Gentian-Zustand
Auch Kinder leiden unter negativer Erwartungshaltung, weil sie sich durch Hindernisse bei der Ausführung ihrer Vorhaben leicht entmutigen lassen und schnell aufgeben. Oft lernen sie erst spät zu laufen oder zu sprechen (wobei jedes Kind sein eigenes Tempo hat und braucht). Auch das Schwimmen-, Fahrradfahren- und Rechnenlernen und vieles mehr wird durch die kleinste Verzögerung erschwert. In der Schule zeigen sie wenig Willenskraft und Ausdauer und sind häufig durch „schlechte" Ergebnisse sehr deprimiert. Wenn sie krank werden, sind sie bei der kleinsten Heilungsverzögerung verstimmt.

Ähnliche Blüten
■ Mustard: Depression ohne erkennbare Ursache
■ Gorse: Chronische Hoffnungslosigkeit und Verzweiflung
■ Wild Rose: Willensschwäche durch Resignation, Antriebslosigkeit
■ Hornbeam: Überforderungsgefühl schon im voraus
■ Larch: Vorzeitiges Aufgeben durch fehlendes Selbstbewußtsein
■ Chestnut Bud: Ihr Kind macht immer wieder den gleichen Fehler
■ Willow: Ihr Kind fühlt sich ungerecht behandelt, Bitterkeit

Ähnliche Blüten
■ Cerato: Fragt bei Entscheidungen andere ständig um Rat
■ Wild Oat: Kann nicht entscheiden bezüglich des Lebenswegs
■ Chestnut Bud: Steht immer wieder vor dem gleichen Problem
■ Centaury: Trifft nicht eigene Entscheidungen, um zu gefallen
■ Mimulus: Vermeidet Entscheidungen aus Ängstlichkeit

Heilwirkung
Scleranthus unterstützt die Entscheidungskraft, innere Ausgeglichenheit und Ruhe. Damit fällt es Ihrem Kind leichter, konzentriert und konsequent bei einer Sache zu bleiben.

Heilwirkung

Vertrauen und Willenskraft. Dadurch kann Ihr Kind negative Grundeinstellungen abbauen und positiv in die Zukunft blicken. Die Bereitschaft, Schwierigkeiten zu überwinden, um ein Ziel zu erreichen, wird gestärkt.

Gorse – Hoffnungsschimmer

Stechginster (Ulex europaeus)

Kurzcharakteristik

Hoffnungslosigkeit

Gorse-Zustand

Leider kommt der Gorse-Zustand auch im Kindes- und Jugendalter vor. Oft bestätigt die Umgebung die Hoffnungslosigkeit des Zustandes, besonders bei angeborenen Leiden, Behinderungen und chronischen Krankheiten. Hoffnungslosigkeit kommt allerdings auch verdeckt vor, zum Beispiel, wenn sich ein Kind von den Geschwistern, Eltern oder Lehrern unterdrückt, lieblos oder als Außenseiter behandelt fühlt. Die Kinder wirken blaß, in sich gekehrt und bedrückt, reden aber nicht darüber. Oft haben sie mangelhafte schulische Leistungen.

Ähnliche Blüten

■ Wild Rose: Apathie; alles ist egal
■ Gentian: Enttäuschung
■ Mustard: Depression ohne erkennbaren Grund
■ Clematis: Abwesenheit, Tagträumer
■ Olive: Erschöpfung
■ Sweet Chestnut: Tiefste Verzweiflung, Ausweglosigkeit
■ Elm: Versagensangst bei großen Herausforderungen
■ Hornbeam: Überforderung durch den Alltag

Heilwirkung

Gorse kann auch in schwierigen Situationen ein Fünkchen Hoffnung geben. Nach und nach wird Ihr Kind neuen Mut schöpfen, auch in „hoffnungslosen" Fällen!

Hornbeam – Die Motivationsblüte

Hainbuche (Carpinus betulus)

Kurzcharakteristik

Lustlosigkeit, mangelnde Motivation

Hornbeam-Zustand

Liegt Ihr Kind morgens lange im Bett, trotz mehrmaliger Weckversuche? Kommt es häufig zu spät in die Schule, und klagt es über ständige Müdigkeit oder Langeweile? Leidet es unter der Monotonie von Alltag und Schule? Fühlt sich Ihr Kind von den täglichen

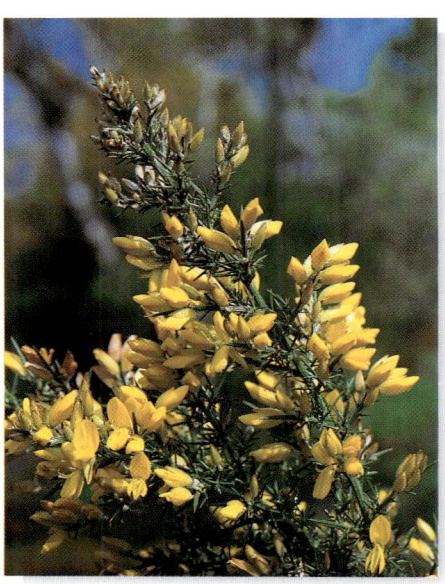

Stechginster

33

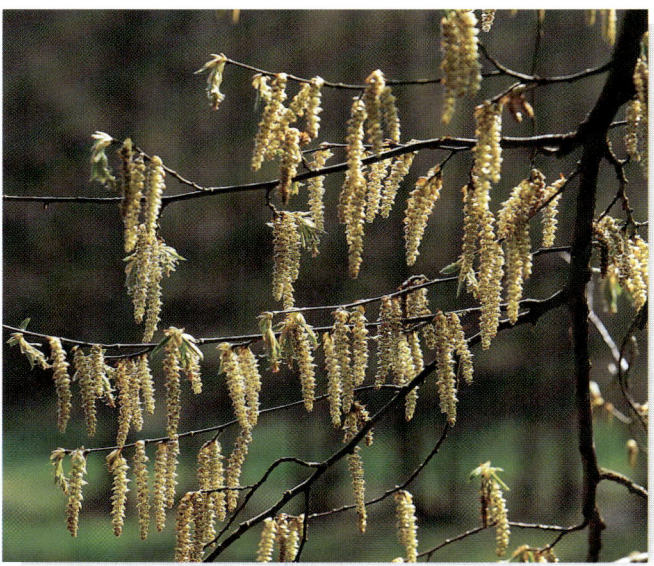

Hainbuche

Wild Oat – Die Berufungsblüte
Waldtrespe (Bromus ramosus)

Kurzcharakteristik
Unsicherheit bezüglich des Lebensweges

Wild-Oat-Zustand
Ab der Pubertät, wenn Jugendliche selbst Entscheidungen treffen müssen, von denen ihr weiterer Lebensweg abhängt, können Situationen entstehen, in denen sie sich unsicher und unfähig fühlen. Dabei fällt ihnen die Berufswahl besonders schwer. Manchmal werden sie überwältigt von den unbegrenzten Möglichkeiten ihres weiteren Lebensweges.

Ein Schritt in eine Richtung bedeutet immer eine Einschränkung der anderen Möglichkeiten. Das kann im Laufe der Zeit zu Verzögerungen, Unzufriedenheit, häufig wechselnder Tätigkeit und einer Vielzahl an körperlichen Beschwerden führen.

Zusätzliche Anwendungsmöglichkeit
Wild Oat wird als „Reaktionsmittel" bei introvertierten Kindern eingesetzt, wenn bei der Auswahl zu viele Blüten in Frage kommen. Nach etwa einer Woche hat sich der Zustand Ihres Kindes soweit geklärt, so daß Sie die richtigen Blüten finden können.

Ähnliche Blüten
▪ Scleranthus: Quälende Unentschiedenheit
▪ Cerato: Fragt andere ständig um Rat
▪ Mimulus: Angst vor einer bestimmten Situation
▪ Larch: Ist von der eigenen Handlungsunfähigkeit überzeugt

„Pflichten" überfordert? Sind Sie zuweilen überrascht, wenn es plötzlich voller Energie ist, sich interessiert?

Ähnliche Blüten
▪ Olive: Völlige körperliche und geistige Erschöpfung
▪ Oak: Erschöpfung durch übermäßige Pflichterfüllung
▪ Wild Rose: Apathie, Teilnahmslosigkeit
▪ Elm: Akute Überforderung durch große Belastung
▪ Larch: Überforderungsgefühl durch Mangel an Selbstbewußtsein
▪ Gentian: Deprimiert durch enttäuschte Erwartungen

Heilwirkung
Hilft, die Kräfte wiederherzustellen, und gibt geistige Frische und Spannkraft. Ihr Kind bekommt Lebensfreude und das Gefühl, daß sich der Tag mit seinen Aufgaben lohnt.

■ Chestnut Bud: Macht immer wieder den gleichen Fehler
■ Gentian: Gibt zu früh auf wegen enttäuschter Erwartungen
■ Wild Rose: Resignation, Apathie
■ Gorse: Hoffnungslosigkeit

Heilwirkung
Die Blütenessenz Wild Oat wird Ihrem schon fast erwachsenen Kind helfen, innere Klarheit darüber zu gewinnen, was es in seinem Leben tun will.

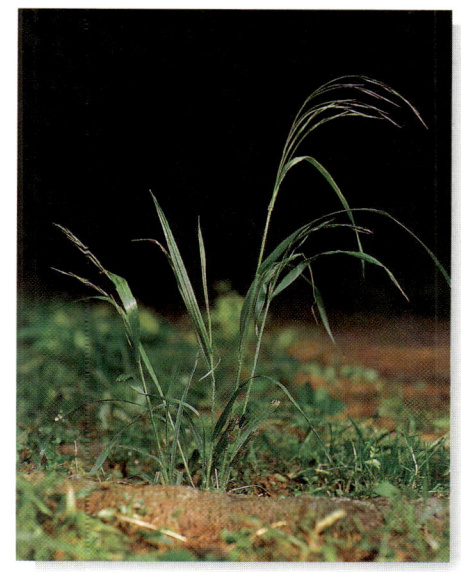

Waldtrespe

3. Blütenessenzen bei ungenügendem Interesse an der Gegenwartssituation

Clematis	Träumerei
Honeysuckle	Sehnsucht nach vergangenen Erlebnissen
Wild Rose	Resignation
Olive	Überlastung, völlige Erschöpfung
White Chestnut	Gedankliche Ablenkung oder Sorgen
Mustard	Unerklärliche Schwermut
Chestnut Bud	Schwerfälligkeit und Lernschwierigkeiten

Clematis – Die Achtsamkeitsblüte
Gemeine Waldrebe (Clematis vitalba)

Kurzcharakteristik
Unaufmerksamkeit, Verträumtheit, Bewußtlosigkeit

Clematis-Zustand
Schon als Säugling wirkt Ihr Kind ausgesprochen abwesend und verträumt, „nicht von dieser Welt". Manchmal vergißt es sogar zu trinken! Anfangs sind Sie ganz froh, daß Ihr Kind so viel schläft und so ruhig ist. Später fällt Ihnen auf, daß es häufig anstößt, stolpert und hinfällt. Manchmal läßt es

Gegenstände durch Unachtsamkeit fallen. Praktische Tätigkeiten liegen ihm nicht besonders, und man gewinnt den Eindruck, als hätte es zwei linke Hände. Dafür ist Ihr Kind sehr phantasievoll und oft künstlerisch begabt.

In der Schule träumt Ihr Kind gern vor sich hin oder schaut aus dem Fenster. Schulleistungen und die Meinung anderer sind ihm gleichgültig. Es ist gern allein und wirkt bei Hausaufgaben unkonzentriert und langsam. Im Krankheitsfall macht es keine Anstrengung, wieder gesund zu werden.

Besondere Anwendungsmöglichkeit

Bei Bewußtlosigkeit kann man dem Betroffenen die Lippen, Schläfen und auch die Handgelenke mit dem Mittel benetzen. Deswegen ist Clematis auch in den Notfalltropfen enthalten (siehe Seite 56).

Gemeine Waldrebe

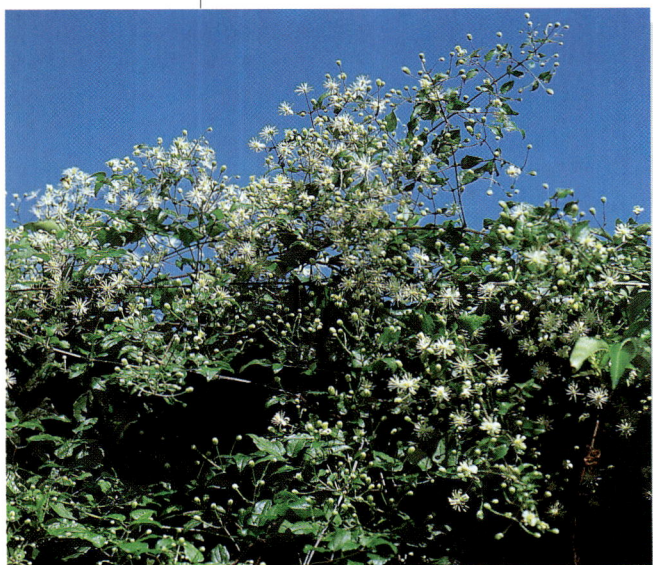

Ähnliche Blüten

■ Wild Rose: Resignierte Interessenlosigkeit
■ Gorse: Hoffnungslose Situation, Hoffnungslosigkeit
■ White Chestnut: Konzentrationsschwäche durch kreisende Gedanken
■ Honeysuckle: Denkt immer an die Vergangenheit

Heilwirkung

Gegenwartsbewußtsein. Ihr Kind entwickelt eine gesunde und aufmerksame Beziehung zur Realität und kann seine Kreativität besser in die Praxis umsetzen.

Honeysuckle – Die Nostalgie-Blüte

Geißblatt, Jelängerjelieber (Lonicera caprifolium)

Kurzcharakteristik

Vergangenheitsorientiertheit, Nostalgie, Heimweh

Honeysuckle-Zustand

Ihr Kind kann sich nur schwer von Ihnen trennen und weint beim Abschied. Es braucht lange, bis es sich in Kindergarten oder Schule eingewöhnt hat, da es sich nach vergangener Geborgenheit sehnt. Es bekommt schnell Heimweh, wenn es ein Ferienlager oder die Großeltern besucht. Durch seine Neigung, den vergangenen Annehmlichkeiten nachzuhängen, macht es den Eindruck, nicht ganz da zu sein. Das kann auch zu Unkonzentriertheit in der Schule führen.

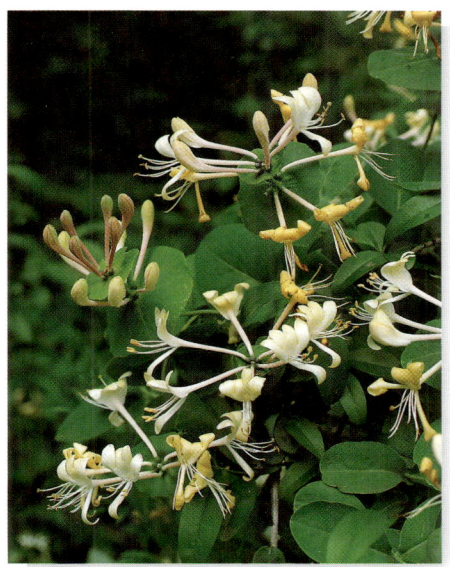

Wild Rose – Die Gleichgültigkeitsblüte

Heckenrose
(Rosa canina)

Kurzcharakteristik

Gleichgültigkeit, Apathie und auch Resignation

Wild-Rose-Zustand

Ihr Kind wirkt gleichgültig, resigniert, traurig und läßt sich treiben. Es ist unmotiviert und hat keine Lust, etwas zu unternehmen. Müde und abgeschlafft kommt es von der Schule nach Hause, es ist freudlos und lacht selten. Manchmal sitzt es stundenlang apathisch vor dem Fernseher. Es kann sich gegenüber anderen nicht wehren, wenn es ungerecht behandelt wird. Beim Spiel kapselt es sich von anderen ab. Die Ursache für diese Teilnahmslosigkeit, die Ihnen so viel Sorgen bereitet, ist nicht immer klar erkennbar.

Geißblatt, Jelängerjelieber

Heckenrose

Ähnliche Blüten

■ Clematis: Zukunftsträume und Phantastereien
■ Walnut: Gibt Schutz bei Orts- oder Schulwechseln
■ White Chestnut: Bei Sorgen und kreisenden Gedanken
■ Gentian: Bei Enttäuschungen aus der Vergangenheit
■ Star of Bethlehem: Schockerlebnisse aus der Vergangenheit
■ Gorse: Hoffnungslosigkeit
■ Wild Rose: Apathie und auch Resignation
■ Heather: Redet ständig über eigene Angelegenheiten

Heilwirkung

Ihr Kind lernt angenehme Erlebnisse aus der Vergangenheit loszulassen und entwickelt Offenheit für positive, gegenwärtige Eindrücke. Das Interesse an dem jetzigen Geschehen wird stärker.

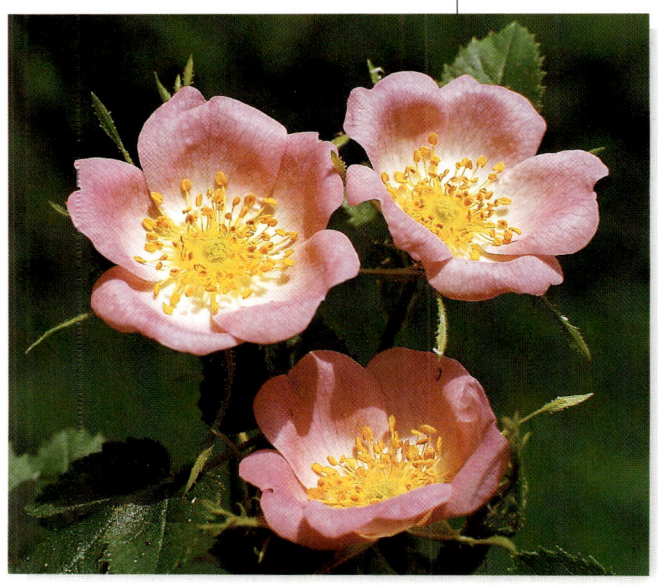

Ähnliche Blüten

■ Gorse: Bei Hoffnungslosigkeit
■ Centaury: Bei Duldsamkeit; macht, was andere wollen
■ Clematis: Bei Verträumtheit und Phantastereien
■ Gentian: Mutlosigkeit bei Problemen
■ Star of Bethlehem: Schockerlebnisse aus der Vergangenheit
■ Honeysuckle: Bei Vergangenheitsschwelgerei
■ Hornbeam: Antriebsschwäche durch Lustlosigkeit
■ Larch: Keine Eigeninitiative, Selbstvertrauen fehlt
■ Mustard: Antriebslosigkeit durch Depression
■ Olive: Antriebslosigkeit durch Erschöpfung

Heilwirkung

Die Lebensfreude und die Begeisterungsfähigkeit werden neu erweckt. Ihr Kind bekommt den Impuls, wieder am Leben teilhaben zu wollen, und übernimmt neue Aufgaben.

Olive – Die Kraftblüte

Olivenbaum (Olea europaea)

Kurzcharakteristik

Starke Erschöpfung, überwältigende Müdigkeit

Olive-Zustand

Ihr Kind ist völlig erschöpft und hat keine Kraft für die tägliche Anforderung. Möglicherweise hat es sich nach einer Krankheit, längerer Schlaflosigkeit, einem seelischen Tiefschlag oder Verausgabung durch zu hohe Anforderungen nicht erholt.

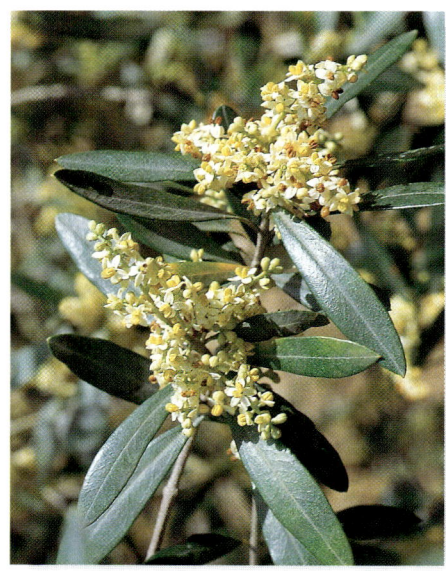

Olivenbaum

Diese tiefe Erschöpfung hindert Ihr Kind daran, an den normalen täglichen Aktivitäten teilzunehmen, und gibt ihm einen müden, kraftlosen, blassen Eindruck.

Ähnliche Blüten

■ Hornbeam: Müdigkeit durch Überforderungsgefühl
■ Gentian: Erschöpfungsgefühl durch Entmutigung
■ Elm: Verzweiflung durch zu hohe Anforderung
■ Larch: Bei Mangel an Selbstvertrauen
■ Gorse: Bei Erschöpfung durch Hoffnungslosigkeit
■ Mustard: Bei Erschöpfung durch Depression
■ Sweet Chestnut: Bei völliger Verzweiflung
■ Wild Rose: Bei Antriebslosigkeit
■ Clematis: Bei Verträumtheit

Heilwirkung
Neue Lebenskraft und Vitalität. Ihr Kind wird sich, mit genügend Ruhe, schnell erholen und sich körperlich und geistig wieder stark fühlen.

White Chestnut – Die Sorgenblüte
Weiße Kastanie, Roßkastanie (Aesculus hippocastanum)

Kurzcharakteristik
Quälender innerer Dialog, unerwünschte Gedanken, die ständig wiederkehren

White-Chestnut-Zustand
Ihr Kind grübelt dauernd und ist mit vielen Gedanken beschäftigt. Es verarbeitet Erlebnisse und Eindrücke, so daß es sozusagen unter „geistiger Verstopfung" leidet. Immer wieder kreist das gleiche Problem, die gleiche Situation in seinem Kopf, wodurch die geistige Klarheit herabgesetzt wird. Das führt zu Konzentrations- und Lernschwierigkeiten. Eventuell leidet Ihr Kind unter Schlaflosigkeit, Nervosität, Kopfschmerzen, Verwirrung oder Depression.

Ähnliche Blüten
■ Aspen: Sehr beschäftigt mit dunklen Vorahnungen
■ Clematis: Verträumtheit, „nicht ganz da sein"
■ Chestnut Bud: Lernstörungen durch Unaufmerksamkeit
■ Crab Apple: Sorgen durch Übergenauigkeit oder Ekel
■ Honeysuckle: Denkt ständig an Vergangenes
■ Mimulus: Denkstörung durch Angst
■ Larch: Denkt ständig an die eigene Unfähigkeit
■ Pine: Schuldbetonte Zwangsgedanken
■ Star of Bethlehem: Unverarbeiteter Schock blockiert das Denken

Heilwirkung
Klarheit und einen freien Kopf für die Gegenwart. Ihr Kind findet Ruhe für Entspannung und Konzentration und ist in der Lage, seine Gedanken für konstruktive Zwecke einzusetzen. Die Lebensfreude kehrt zurück.

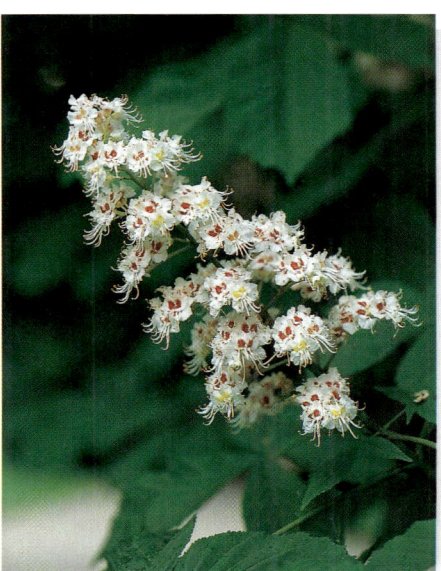

Mustard – Die Melancholieblüte
Ackersenf (Sinapis arvensis)

Kurzcharakteristik
Depression ohne sichtbare Ursache

Mustard-Zustand
Wie aus heiterem Himmel und ohne Grund ist Ihr Kind niedergeschlagen,

Weiße Kastanie, Roßkastanie

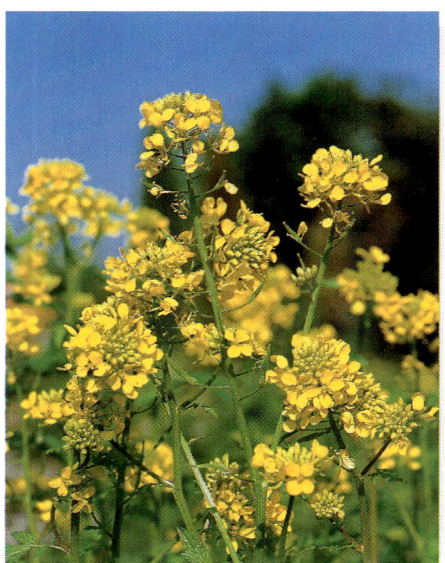

Ackersenf

Chestnut Bud – Die Lernhilfe
Kastanienknospen
(Aesculus hippocastanum)

Kurzcharakteristik
Unaufmerksamkeit, Abgehetztsein,
Unfähigkeit, aus den eigenen Erfah-
rungen und Fehlschlägen zu lernen

Chestnut-Bud-Zustand
Ihr Kind stolptert immer wieder über
die gleiche Lernschwierigkeit, obwohl
es schon längst begriffen haben
müßte, wie es richtig ginge. Das macht
sich auch in der Schule bemerkbar. Es
verliert häufig seine Sachen, wirkt zer-
streut und unaufmerksam. Es wird immer wieder mit dem gleichen Problem
konfrontiert, obwohl die Lösung
schon oft besprochen wurde. Häufig
gilt dieses Kind als „zurückgeblieben".

Ähnliche Blüten
◼ Cerato: Wiederholte Beeinflussung
durch Ratschläge

traurig und resigniert. Es leidet unter
depressiven Verstimmungen, die mit
Freudlosigkeit, Melancholie und
schlechter Laune einhergehen.

Ähnliche Blüten
◼ Gentian: Depression durch Rück-
schläge
◼ Gorse: Depression durch Hoff-
nungslosigkeit
◼ Sweet Chestnut: Totale Verzweiflung
und Trostlosigkeit
◼ Honeysuckle: Enttäuschung, Trauer
◼ Wild Rose: Apathie, Selbstaufgabe
◼ Clematis: Verträumtheit, Abwesen-
heit, Realitätsflucht

Heilwirkung
Mustard bringt wieder Licht und
Freude ins Dasein. Die dunkle Stim-
mung wird aufgehellt.

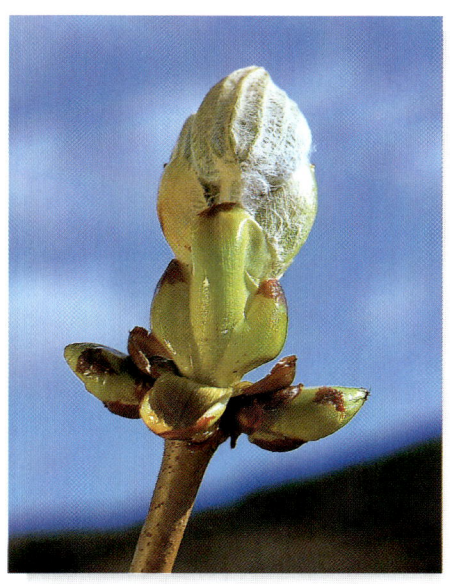

Kastanienknospe

■ Clematis: Unkonzentriertheit durch Verträumtheit
■ Larch: Fehlendes Selbstbewußtsein, um anders als bisher handeln zu können
■ Wild Rose: Lernschwäche durch Apathie
■ Gentian: Lernschwäche durch schnelle Entmutigung

■ Water Violet: Will sich nicht helfen lassen
■ White Chestnut: Unaufmerksamkeit durch kreisende Gedanken

Heilwirkung
Durch wachsende Achtsamkeit erkennt Ihr Kind rechtzeitig Fehler und lernt aus seinen Erfahrungen.

4. Blütenessenzen bei Einsamkeit

Water Violet	Selbstgewählte Einsamkeit mit Arroganz
Impatiens	Selbstgewählte Einsamkeit durch Ungeduld
Heather	Unglückliche Einsamkeit und Selbstbezogenheit

Water Violet –
Die Überlegenheitsblüte
Sumpfwasserfeder
(Hottonia palustris)

Kurzcharakteristik
Stolz, reserviert; wünscht Ruhe und Einsamkeit.

Water-Violet-Zustand
Ihr Kind zieht sich gerne zurück und wirkt oft distanziert, etwas hochmütig, selbstbewußt, genügsam und stolz. Es spielt am liebsten alleine und sucht

selten Freundschaft mit anderen Kindern. Es läßt sich auch durch Meinungen anderer nicht aus der Ruhe bringen. Oft ist es in der Schule sehr begabt und gilt zuweilen als Streber. Eltern haben es meist leicht mit solch einem Kind.

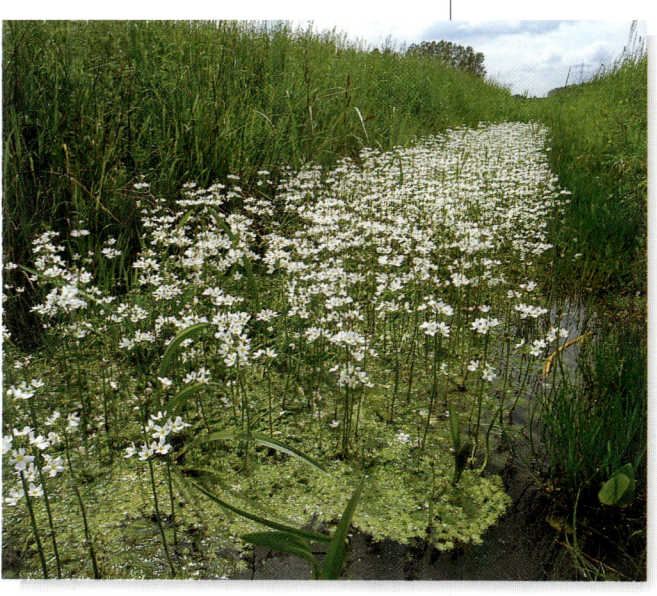

Sumpfwasserfeder

Ähnliche Blüten

■ Rock Water: Enthaltsames, diszipliniertes, strenges Verhalten
■ Agrimony: Mangel an Offenheit und Ehrlichkeit
■ Mimulus: Einsamkeit durch Angst
■ Larch: Einsamkeit durch Minderwertigkeitskomplex
■ Willow: Einsamkeit durch Verbitterung
■ Clematis: Verträumtheit

Heilwirkung

Durch die Entwicklung von mehr Interesse und Anteilnahme an anderen Menschen entstehen Freundschaften.

Impatiens – Die Geduldsblüte

*Drüsentragendes Springkraut
(Impatiens glandulifera)*

Kurzcharakteristik

Ungeduld, Reizbarkeit, innere Spannung

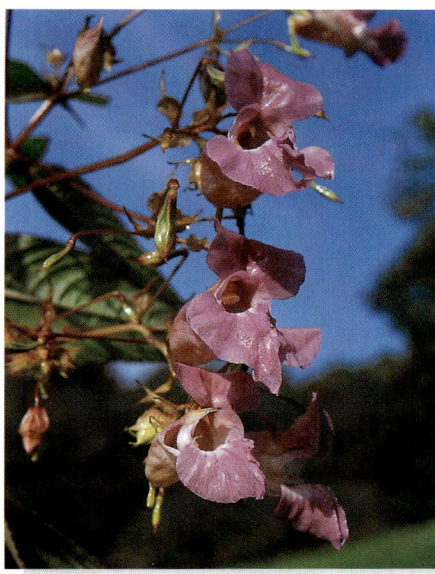

Drüsentragendes
Springkraut

Impatiens-Zustand

Ihr Kind ist voller Ungeduld, Impulsivität und Unruhe. Als kleines Kind wird es ärgerlich und schreit, wenn etwas nicht schnell genug geht. Später spricht und bewegt es sich hastig, wodurch Flüchtigkeitsfehler auftreten. Es ist reizbar und ändert häufig seine Absicht. Es ist oft gerne alleine und hat wenig Geduld mit anderen Kindern. Wenn es krank wird, kann es nicht abwarten, wieder auf den Beinen zu sein.

Ähnliche Blüten

■ Chestnut Bud: Lernschwierigkeiten, Gehetztsein
■ Vine: Verlangt Unterordnung anderer
■ Vervain: Tatendrang, Idealismus
■ Cherry Plum: Hysterie durch inneren Überdruck
■ Rock Water: Disziplin, der Wunsch, Vorbild zu sein
■ Scleranthus: Innere Zerrissenheit, Sprunghaftigkeit

Heilwirkung

Ruhe, Gelassenheit und Geduld. Ihr Kind lernt zu akzeptieren, daß andere zuweilen langsamer sind als es selbst.

Heather – Die Ichbezogenheitsblüte

Heidekraut (Calluna vulgaris)

Kurzcharakteristik

Egozentrik, Selbstmitleid, Selbstbezogenheit

Heather-Zustand

Ihr Kind braucht ungewöhnlich viel Aufmerksamkeit, die es durch ständiges Reden, Schauspielern oder aufdringliches Quengeln bekommt. Es tut alles, um im Mittelpunkt zu stehen, und braucht ständig Publikum. Dabei hat es oft sehr wenig Verständnis für andere.

Ähnliche Blüten
■ Chicory: Übertriebene Fürsorge, um andere zu binden
■ Agrimony: Stellt sich durch Heiterkeit in den Mittelpunkt
■ Impatiens: Anspannung und Ungeduld
■ Cherry Plum: Hysterie durch Kontrollverlust
■ Holly: Negative Gefühlszustände wie Ärger und Neid

Heilwirkung
Ihr Kind entwickelt Sensibilität für andere und löst sich aus der starken Fixierung auf sich selbst. Es erkennt zunehmend, daß es mehr Zuwendung bekommt, wenn es anderen Zeit gibt, sich mitzuteilen!

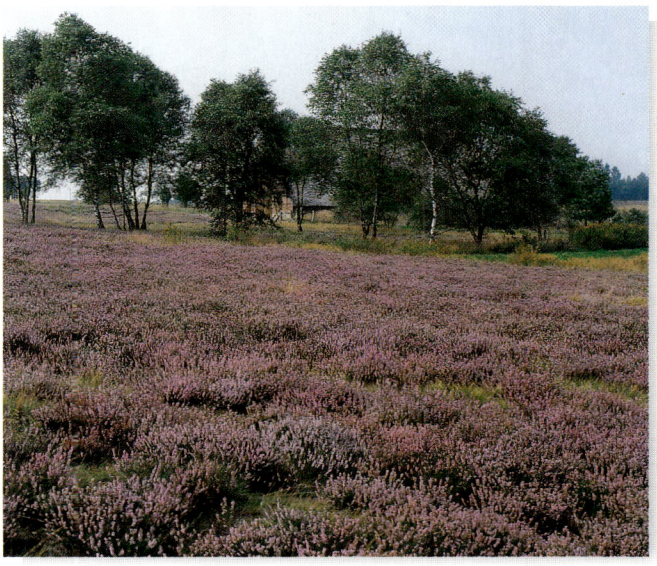

Heidekraut

5. Blütenessenzen bei Überempfindlichkeit gegenüber Einflüssen und Ideen

Agrimony	Übertriebenes Harmoniebedürfnis
Centaury	Unangemessene Opferbereitschaft
Walnut	Standfestigkeit bei Veränderungen
Holly	Übermäßiger Einlaß negativer Gefühle

Agrimony – Die Fröhlichkeitsblüte

Odermennig (Agrimonia eupatoria)

Kurzcharakteristik
Oberflächliche Fröhlichkeit, verborgene Sorgen

Agrimony-Zustand
Ihr Kind ist immer heiter und fröhlich, auch wenn es eigentlich großen Kummer hat. Es geht um des lieben Friedens willen Streitigkeiten oder Konflik-

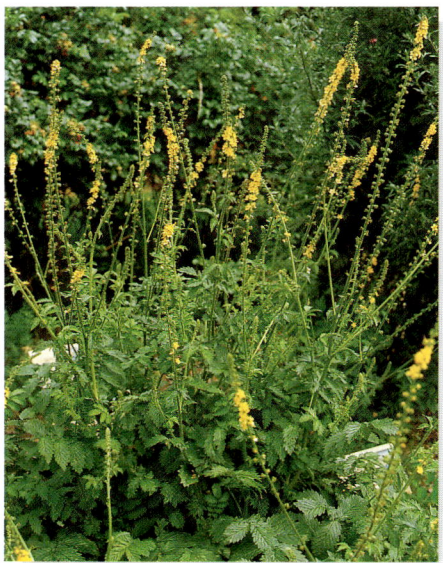

Echter
Odermennig

Klassen-/Familienclowns. Durch seine Freundlichkeit ist es sehr beliebt. Im Krankheitsfall verharmlost Ihr Kind Symptome oder Schmerzen.

Ähnliche Blüten
■ Centaury: Will es anderen recht machen
■ Impatiens: Ungeduld
■ Larch: Fehlendes Selbstvertrauen
■ Mimulus: Angst vor Ablehnung und bestimmten Situationen
■ Heather: Redet viel, um Aufmerksamkeit zu bekommen

Heilwirkung
Die Konfliktbereitschaft, Ehrlichkeit, das Zulassen von Schwächen und die Fähigkeit, Bedürfnisse auszusprechen, werden gestärkt. Ihr Kind erfährt, daß echte Freude nur möglich ist, wenn Tränen fließen dürfen oder es Wut zeigen darf.

ten aus dem Weg und kann seine Bedürfnisse oder Sorgen nicht äußern. Es verbirgt Probleme und Ruhelosigkeit unter einer Fassade von Fröhlichkeit und Witz und spielt die Rolle des

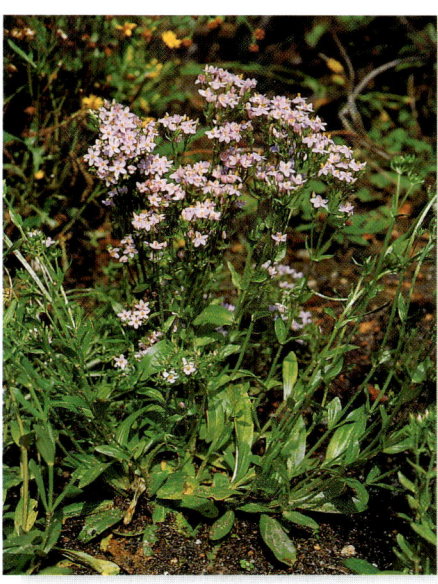

Tausend-
güldenkraut

Centaury – „Der Fußabtreter"
Tausendgüldenkraut
(Centaurium umbellatum)

Kurzcharakteristik
Willensschwäche, Unterwürfigkeit, Beeindruckbarkeit

Centaury-Zustand
Ihr Kind ist freundlich, ruhig und schüchtern und will es immer allen recht machen. Für die Liebe anderer tut es alles. Es ist willenschwach, fügsam, würde sein letztes Hemd weggeben und kann nicht Nein sagen. Obwohl Ihr Kind leicht zu handhaben ist, machen Sie sich Sorgen, weil seine Gutmütigkeit häufig ausgenützt wird und es dadurch häufig erschöpft ist.

Ähnliche Blüten

- Larch: Fehlendes Selbstvertrauen
- Agrimony: Fehlende Konfliktbereit-schaft, überspielen von Bedürfnissen
- Mimulus: Ängstlichkeit
- Cerato: Unsicherheit, Beeinflussung durch Ratschläge
- Hornbeam: Körperliche Schwäche, Lustlosigkeit

Heilwirkung

Ihr Kind entwickelt Eigenliebe, Stärke und Konfliktbereitschaft. Es lernt, auch an sich selbst zu denken und Bedürfnisse zu äußern, ohne dadurch Ihre Liebe und Zuneigung zu verlieren. Die Fähigkeit, nein zu sagen, wird gestärkt.

Walnut – Die Schutzblüte

Walnuß (Juglans regia)

Kurzcharakteristik

Standfestigkeit und Schutz bei Verän-derungen

Walnut-Zustand

Ihr Kind befindet sich in einer Phase der Neuorientierung, die durch Verän-derungen wie Umzug, Reisen, Kinder-garten- oder Schuleintritt, Lehrer-wechsel, Trennung ausgelöst wurde. Veränderungen führen häufig zu Un-sicherheit, und dadurch ist Ihr Kind während solch einer Phase beeinfluß-bar und leicht einzuschüchtern.

Ähnliche Blüten

- Wild Oat: Bei Entscheidungen des Lebensweges
- Honeysuckle: Lösung von vergan-genen Zeiten
- Olive: Erschöpfung, zum Beispiel nach einem Schicksalsschlag
- Star of Bethlehem: Schock durch Verlust und Trennung
- Cerato: Unsicherheit führt zur Befol-gung falscher Ratschläge

Heilwirkung

Walnut verleiht Standfestigkeit und Schutz vor äußeren Einflüssen, wenn die Grundlagen des Lebens während größerer Veränderungen erschüttert werden.

Holly – Die Besänftigungsblüte

Stechpalme (Ilex aquifolium)

Kurzcharakteristik

Haß, Neid, Eifersucht, Mißtrauen

Holly-Zustand

Ihr Kind befindet sich in einem stark negativen Zustand wie Aggressivität, Zorn, Neid, Eifersucht, Rachsucht, Ge-

Walnuß

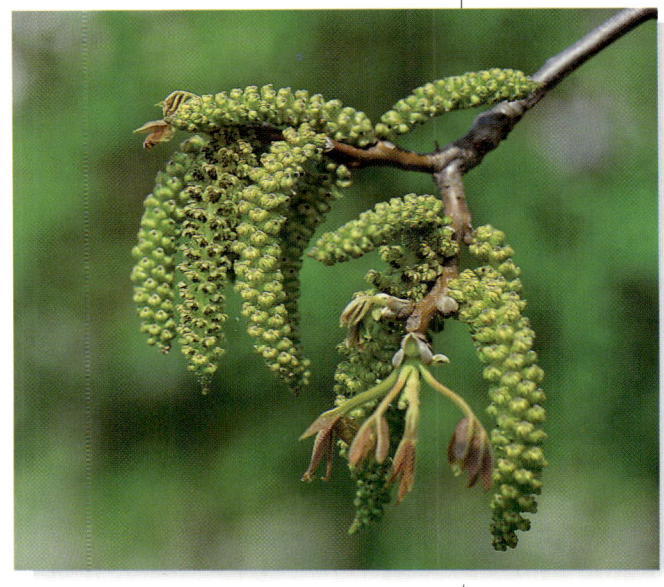

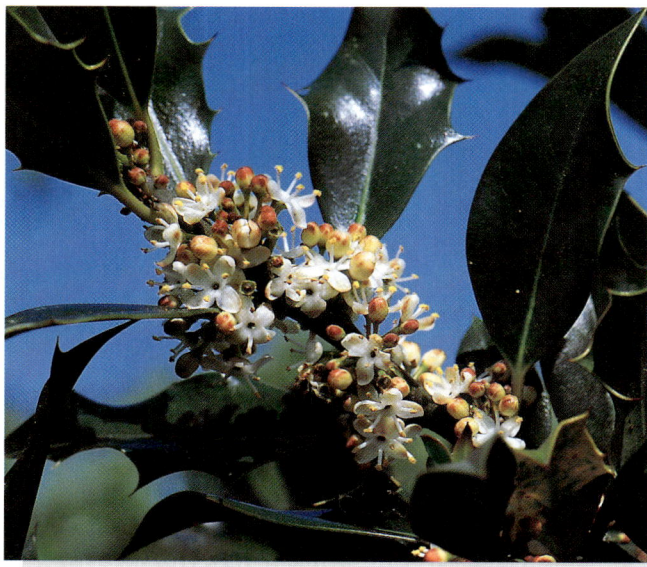

Stechpalme

Zusätzliche Anwendungsmöglichkeit

Holly wird als „Reaktionsmittel" bei extrovertierten Kindern eingesetzt, wenn bei der Auswahl zu viele Blüten in Frage kommen. Nach etwa einer Woche hat sich der Zustand Ihres Kindes so weit geklärt, daß Sie die richtigen Blüten erkennen können.

Ähnliche Blüten

■ Cherry Plum: Innerer Überdruck, Kontrollverlust
■ Aspen: Fühlt sich negativen Mächten ausgesetzt
■ Vine: Neigung zu Dominanz und Gewalttätigkeit
■ Willow: Bitterkeit, Schuldzuweisung und Beschimpfen
■ Beech: Kritiksucht, negative Gefühle, Nörgelei
■ Impatiens: Ungeduld, Reizbarkeit, Anspannung

Heilwirkung

Ihr Kind gewinnt eine liebevollere Haltung anderen Kindern gegenüber.

walttätigkeit, Ärger oder Mißtrauen. Beim kleinsten Anlaß schreit Ihr Kind und schlägt andere. In jedem Fall ist es sinnvoll, nach der Ursache hierfür zu suchen. Eventuell müssen die Eltern bei sich selbst etwas dagegen unternehmen.

6. Blütenessenzen bei Mutlosigkeit und Verzweiflung

Larch	Minderwertigkeitsgefühle, Erwartung von Mißerfolg	Chestnut	Vernichtungsgefühl
		Star of Bethlehem	Schockerlebnisse
Pine	Übertriebene Schuldgefühle	Willow	Bitterkeit, „Opfergefühl"
		Oak	Übertriebenes Pflichtgefühl und Ausdauer
Elm	Überforderung durch große Herausforderung		
Sweet	Tiefste Verzweiflung	Crab Apple	Perfektionismus, Ekelgefühle

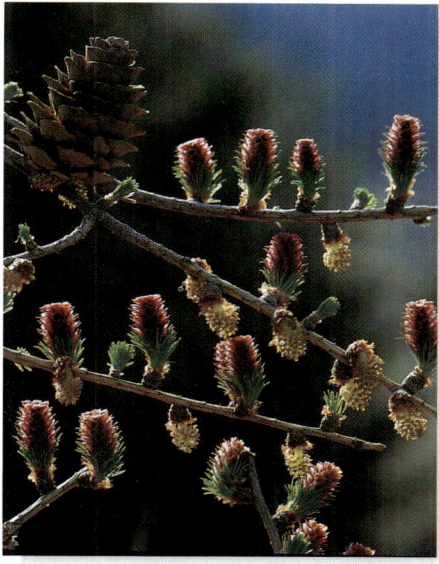

Larch –
Die Selbstvertrauensblüte

Lärche (Larix decidua)

Kurzcharakteristik

Mangel an Selbstvertrauen, Erwartung von Mißerfolg

Larch-Zustand

Ihr Kind leidet unter mangelndem Selbstbewußtsein und Minderwertigkeitskomplexen. Obwohl es durchaus fähig ist, traut es sich nichts zu und fühlt sich oft als Versager. Dadurch wirkt es zurückhaltend und ängstlich. In einer neuen Situation hält es sich schüchtern zurück und fühlt sich der Herausforderung nicht gewachsen.

Ähnliche Blüten

■ Mimulus: Angst vor Versagen, Blamage und Schwäche
■ Agrimony: Fehlende Konfliktbereitschaft, Selbstverleugnung

■ Centaury: Fehlende Verbalisierung eigener Bedürfnisse
■ Chicory: Klammern aus Unsicherheit
■ Gentian: Willensschwäche, negative Erwartungshaltung

Heilwirkung

Selbstbewußtsein und Selbstvertrauen. Ihr Kind traut sich mehr zu und lernt, auf seine Fähigkeit zu bauen.

Pine – Die reine Weste

Kiefer (Pinus sylvestris)

Kurzcharakteristik

Schuldgefühle, Selbstvorwürfe; Selbstkritik

Pine-Zustand

Ihr Kind leidet unter Schuldgefühlen und Selbstvorwürfen und übernimmt die Verantwortung für Situationen, die es nicht verschuldet hat. (Streiten sich

Lärche

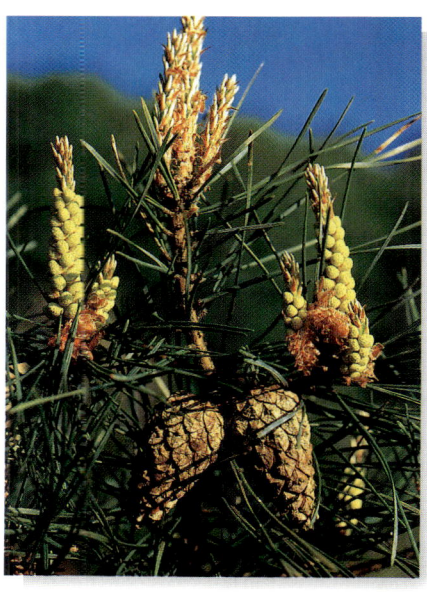

Kiefer

die Eltern, so glaubt es, die Ursache dafür zu sein. Ist ein Elternteil unglücklich, so meint es, daß es an seinem Dasein liegt.) Ihr Kind ist übermäßig bescheiden, weil es glaubt, „kein Recht" zu haben. Aus Überforderung und Angst, etwas Falsches zu machen, neigt es zu übertriebener Gewissenhaftigkeit. Dabei wird es auch bei guten Ergebnissen schnell unzufrieden. Es wirkt ernst und zeigt wenig spielerisches Verhalten. Zudem entschuldigt es sich für alles und jedes. Häufig hat es Einschlafprobleme.

Ähnliche Blüten

■ Willow: Schuldzuweisung an andere, Opferbewußtsein
■ Rock Water: Unterdrückung von Trieben und Gefühlen
■ White Chestnut: Kreisende Zwangsvorstellungen
■ Crab Apple: Übertriebenes Sauberkeitsbedürfnis, Waschzwang

Ulme

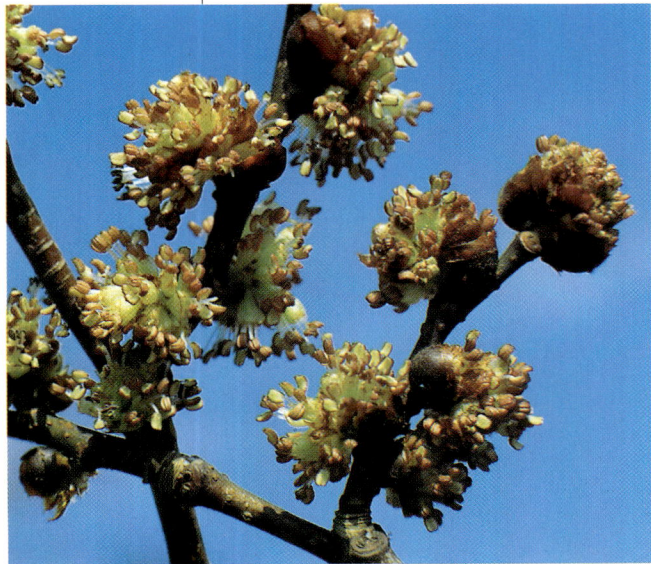

■ Holly: Neigung zur Zerstörung und Gewalt

Heilwirkung

Entspannung und Selbstannahme. Ihr Kind fühlt sich nicht mehr für alle möglichen Situationen und Stimmungen verantwortlich. Pine stärkt die Fähigkeit, sich selbst auch mit Fehlern zu akzeptieren.

Elm – Die Tüchtigkeitsblüte

Ulme (Ulmus procera)

Kurzcharakteristik

Kurzfristiges Überforderungsgefühl

Elm-Zustand

Elm spielt bei der Behandlung Ihres Kindes erst dann eine Rolle, wenn es anfängt, sich für eine selbständig erbrachte Leistung verantwortlich zu fühlen. Ihr sonst sehr fähiges und selbstbewußtes Kind leidet dann unter vorübergehender Überforderung. Das Gefühl, daß alles zu viel ist, blockiert seine sonstige Leistungsfähigkeit. Es hat beispielsweise eine besondere Aufgabe übernommen, wie ein Referat vor der Klasse, und wird plötzlich von dem Gefühl überfallen, es nicht zu schaffen. Versagensängste, Selbstzweifel und Mutlosigkeit stellen sich ein. Elm – die Tüchtigkeitsblüte – hilft hier in vielen Fällen.

Ähnliche Blüten

■ Oak: Übertriebenes Pflichtgefühl, Stärke
■ Gentian: Niedergeschlagenheit durch Rückschläge
■ Hornbeam: Geistige Müdigkeit, Motivationslosigkeit

■ Olive: Totaler Erschöpfungszustand
■ Mimulus: Angst

Heilwirkung

Ihr Kind bekommt wieder Kraft und
Vertrauen, die gewählten Aufgaben
doch zu schaffen, und nimmt Hilfestel-
lungen an.

Sweet Chestnut –
Die Verzweiflungsblüte

Eß- oder Edelkastanie
(Castanea sativa)

Kurzcharakteristik

Überwältigender innerer Schmerz,
Verzweiflung

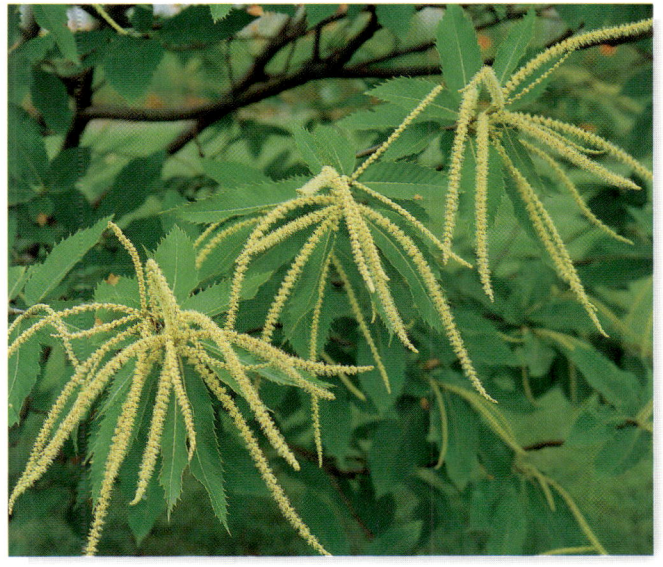

Eß- oder
Edelkastanie

Sweet-Chestnut-Zustand

Ihr Kind hat so großen Kummer, daß
es durch nichts und niemanden Trost
findet. Extreme seelische Qual und
tiefste Verzweiflung bedrücken Ihr
Kind in einer Lage, gegen die es sich
oft nicht wehren kann. Dies kann u. a.
bei körperlichen Gewalteinwirkungen,
Mißbrauch, Strafen oder bei dem Gefühl, ungerecht behandelt worden zu
sein, geschehen, aber auch nach Verlust eines geliebten Menschen oder
Tieres. Nicht immer ist diese tiefe Verzweiflung nach außen hin erkennbar.

Ähnliche Blüten

■ Gorse: Hoffnungslosigkeit
■ Gentian: Niedergeschlagenheit
durch Rückschläge
■ Mustard: Depression ohne erkenn-
baren Grund
■ Star of Bethlehem: Schock durch
Tod oder Verlust eines Menschen
■ Wild Rose: Apathie, Sinnlosigkeit

■ Agrimony: Sorgen, die hinter einer
fröhlichen Maske verborgen werden

Heilwirkung

Hoffnung und das Vertrauen, daß sich
eine trostlose Lage ändern wird. Ihr
Kind lernt, neuen Mut zu fassen.

Star of Bethlehem –
Der „Seelentröster"

Doldiger Milchstern
(Ornithogalum umbellatum)

Kurzcharakteristik

Zustände nach Schockerlebnissen

Star-of-Bethlehem-Zustand

Ihr Kind ist nach einem Schockerleb-
nis psychisch blockiert, leidet unter
großem Kummer und innerer Not. Es
hat eine plötzliche schlimme Nachricht, einen Unfall, großen Schreck, ein
Unglück erlebt und noch nicht über-

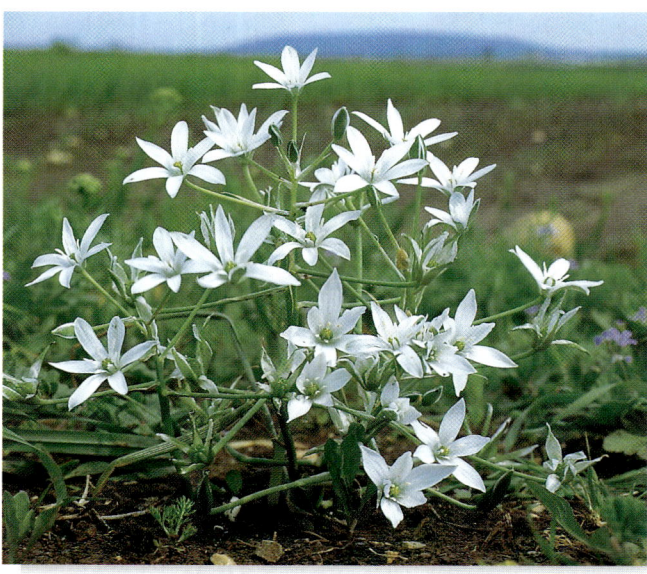

Doldiger Milchstern

Willow – Die Opferblüte
Weide (Salix vitellina)

Kurzcharakteristik
Bitterkeit, Opfergefühle und Vorwürfe

Willow-Zustand
Ihr Kind fühlt sich chronisch benachteiligt und ungerecht behandelt. Es schmollt oft, bemitleidet sich selbst, ist nachtragend und unzufrieden. Ein Hauch von Negativität und Mißgunst umgibt Ihr Kind. An nichts kann es sich freuen und glaubt, alle wären gegen es.

Ähnliche Blüten
■ Beech: Unzufriedenheit, Kritiksucht, Intoleranz
■ Heather: Übermäßiges Geltungsbedürfnis
■ Pine: Fühlt sich für Negatives verantwortlich und schuldig
■ Holly: Negative Gefühle wie Neid, Zorn, Aggressivität

standen. Diese seelische Erschütterung zeigt sich beim Kind sehr unterschiedlich: Benommenheit, Appetitlosigkeit, Lustlosigkeit, Quengeligkeit, Schlafprobleme etc. Oft läßt es sich dabei nicht trösten. Star of Bethlehem ist auch in den Notfalltropfen enthalten.

Ähnliche Blüten
■ Rock Rose: Terror, Panik
■ Aspen: Alpträume, Angst vor dunklen Mächten
■ Cherry Plum: Kontrollverlust, Hysterie
■ Sweet Chestnut: Tiefste Verzweiflung, Trostlosigkeit

Heilwirkung
Schockerlebnisse werden verarbeitet, so daß Ihr Kind wieder ganz „der/die alte" ist!

Weide

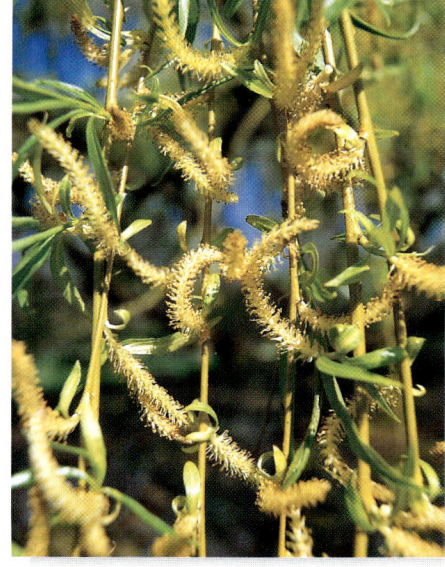

■ Mustard: Depression ohne bekannte Ursache

■ Gentian: Negative Erwartungshaltung, Niedergeschlagenheit

Heilwirkung

Ihr Kind kann sich mit vergangenen Erlebnissen endlich wieder versöhnen, anderen verzeihen und fühlt sich deshalb nicht mehr so ausgeliefert. Es blickt wieder sehr viel optimistischer in die Welt.

Oak – Die Ausdauerblüte

Eiche (Quercus robur)

Kurzcharakteristik

Übertriebenes Pflichtgefühl

Oak-Zustand

Obwohl der Oak-Zustand beim Kind selten eintritt, kann es dennoch sein, daß sich Ihr Kind zuviel aufgebürdet hat. Trotzdem nimmt es keine Hilfe an und läßt sich nicht entlasten. Aus Ehrgeiz und übermäßigem Verantwortungsbewußtsein hat Ihr Kind in der Schule oder im Freizeitbereich eine große Aufgabe übernommen, mit der es überfordert ist. Aus Angst, schwach zu wirken, hält es am Einhalten der Aufgabe fest, bis es völlig erschöpft ist.

Ähnliche Blüten

■ Elm: Kurzfristiges Überforderungsgefühl

■ Vervain: Idealismus, Begeisterungsfähigkeit

■ Vine: Autoritätsbewußtsein, Führungsrolle

■ Rock Water: Vorbildfunktion, Disziplin

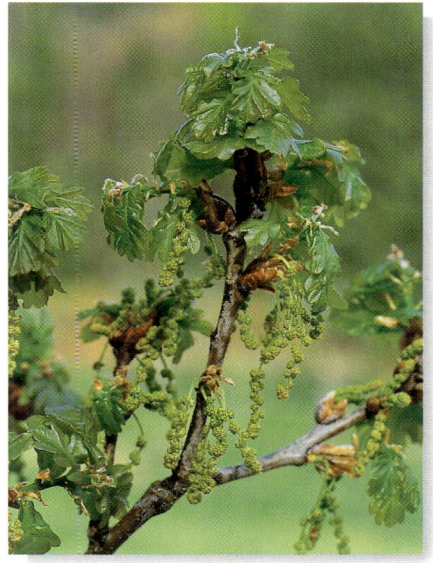

Eiche

■ Impatiens: Ungeduld, schnellere Auffassungsgabe als andere

Heilwirkung

Ihr Kind lernt, Verantwortung abzugeben und die eigenen Grenzen zu akzeptieren, und läßt sich bei der Erfüllung einer schweren Aufgabe helfen und unterstützen, ohne sich dabei als Versager zu fühlen.

Crab Apple – Der Perfektionist

Holzapfel (Malus pumila)

Kurzcharakteristik

Gefühl der Unreinheit, Ekel vor sich selbst

Crab-Apple-Zustand

Das Bedürfnis nach Ordnung und Reinlichkeit ist ein bei Kindern seltener Zustand, aber er kommt vor! Ihr Kind erträgt es nicht, wenn es schmut-

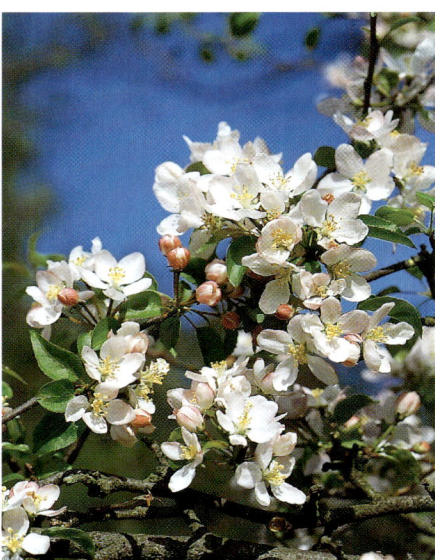

Holzapfel

Zusätzliche Anwendungs- möglichkeiten

Als reinigendes Heilmittel kann Crab Apple auch Wunden säubern, wenn man das Gefühl hat, daß Giftstoffe eingedrungen sind oder daß die Wunde infiziert ist. Es kann auch in Form einer wäßrigen Lotion aufgetragen oder als Badezusatz verwendet werden. Crab Apple ist auch in Rescue-Remedy-Creme enthalten.

Ähnliche Blüten

■ Pine: Körperfeindlichkeit aufgrund von Schuldgefühlen
■ Rock Water: „Vorbildliche", übertriebene Disziplin
■ Water Violet: Rückzug, fehlende Kontaktaufnahme
■ Chestnut Bud: Lernt nicht aus Erfahrungen
■ White Chestnut: Immer wiederkehrende Zwangsvorstellungen
■ Aspen: Unheimliche, unbenennbare Ängste

Heilwirkung

Ihr Kind gewinnt ein natürliches Verhältnis zu seinem Körper und einen normalen Sinn für Sauberkeit und Ordnung. Das Zwanghafte verschwindet allmählich.

zig wird. Klebrige Hände oder ein Fleckchen am Hemd stören es sehr. Ständig hat es das Bedürfnis, sich zu waschen. Es erträgt keinerlei Unordnung und achtet penibel darauf, daß alles an den richtigen Platz geräumt wird. Ihr Kind fühlt sich durch Schwitzen, Schnupfen oder Erbrechen während einer Krankheit schmutzig oder unrein. Hautausschläge, Warzen, Neurodermitis und andere körperliche Zustände können mit Ekelgefühlen einhergehen.

7. Blütenessenzen bei übertriebener Sorge um das Wohl anderer

Chicory	Besitzergreifende Liebe
Vervain	Übertriebener Idealismus, Übereifer
Vine	Dominanz
Beech	Besserwisserei, Intoleranz, Nörgelei
Rock Water	Strenge Selbstdisziplin, will Vorbild sein

Chicory – Die besitzergreifende Blüte

Wegwarte
(Cichorium intybus)

Kurzcharakteristik

Besitzergreifende Liebe, Herrschsucht

Chicory-Zustand

Ihr Kind ist sehr besitzergreifend und tut alles, um Ihre Aufmerksamkeit zu erhaschen. Es klammert an Ihnen und will nicht alleine spielen. Alles muß nach seinem Kopf gehen, sonst ist es beleidigt. Es kümmert sich viel um andere, um Liebe und Zuwendung zu bekommen, und möchte, daß die geliebten Personen in greifbarer Nähe sind. Bei anderen Kindern versucht es unbewußt, Macht auszuüben, indem es sich unentbehrlich macht und übertrieben großzügig ist.

Ähnliche Blüten

■ Heather: Ichbezogenheit ohne Interesse an anderen

■ Vine: Dominanz, sagt anderen, was zu tun ist
■ Vervain: Beeinflussung anderer durch Begeisterung
■ Mimulus: Angst vor Alleinsein und Verlassenheit
■ Red Chestnut: Übertriebene „echte" Sorge um andere

Heilwirkung

Innere Erfüllung und Zufriedenheit. Ihr Kind lernt, seine geliebte Bezugsperson loszulassen, kann sich alleine beschäftigen und muß nicht klammern, um die ersehnte Zuwendung zu bekommen. Es lernt allmählich zu geben, ohne eine Gegenleistung dafür zu verlangen.

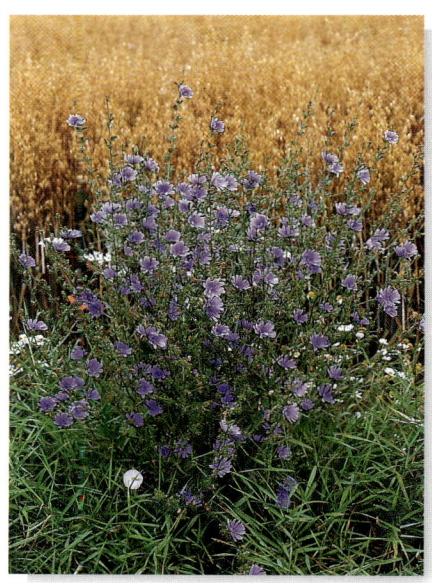

Wegwarte

Vervain – Die Enthusiasmusblüte

Eisenkraut (Verbena officinalis)

Kurzcharakteristik

Überanstrengung, übertriebene Begeisterung

Vervain-Zustand

Ihr Kind gilt als ein „Energiebolzen", dessen Vitalität, Begeisterungsfähigkeit und Willen schwer zu bändigen sind. Hat es eine neue Idee oder ein neues Spielzeug, sprudelt es geradezu vor Begeisterung und möchte energisch, daß andere daran teilhaben. Willensstark und rechthaberisch bestimmt es gerne über andere Kinder und wirkt deshalb dominierend, streitlustig und unruhig. Es findet oft keinen Schluß, steht wie unter Spannung, geht häufig über Grenzen und kann beispielsweise abends schwer ins Bett gehen. Deshalb neigt es zu Anspannung, Hyperaktivität, Überanstrengung, Erschöpfung, Kopfschmerzen und Stottern.

Ähnliche Blüten

- Vine: Dominanz, Intoleranz, Autoritätsbewußtsein
- Rock Water: Ehrgeiz, Vorbildsein, starre Überzeugungen
- Beech: Ausgeprägte Intoleranz, Kritiksucht, Nörgelei
- Chicory: Neigung, das Leben anderer zu manipulieren
- Oak: Unnachgiebigkeit, Verbissenheit
- Heather: Redet viel über sich selbst

Heilwirkung

Entspannung. Ihr Kind lernt, auf andere Rücksicht zu nehmen. Es kann zunehmend besser mit der eigenen Begeisterungsfähigkeit umgehen und spürt, wann es sich selbst und andere damit unter Druck setzt.

Vine – Der kleine Tyrann

Weinrebe (Vitis vinifera)

Kurzcharakteristik

Dominanz, Herrschsucht

Vine-Zustand

Ihr Kind ist so von sich überzeugt, daß es von anderen verlangt, sich unterzuordnen, und ihnen sagt, was für sie gut ist. Durch sein ausgeprägtes Selbstbewußtsein gelangt es oft in eine Führungsposition, zum Beispiel als Klassensprecher. Gelegentlich wird Ihrem Kind nachgesagt, daß es ein Raufbold oder eine Tyrannin sei. Überall setzt es seinen Willen durch, gibt den Ton an und neigt zu Rücksichtslosigkeit und sogar zur Gewalt. Es ist so von der

Eisenkraut

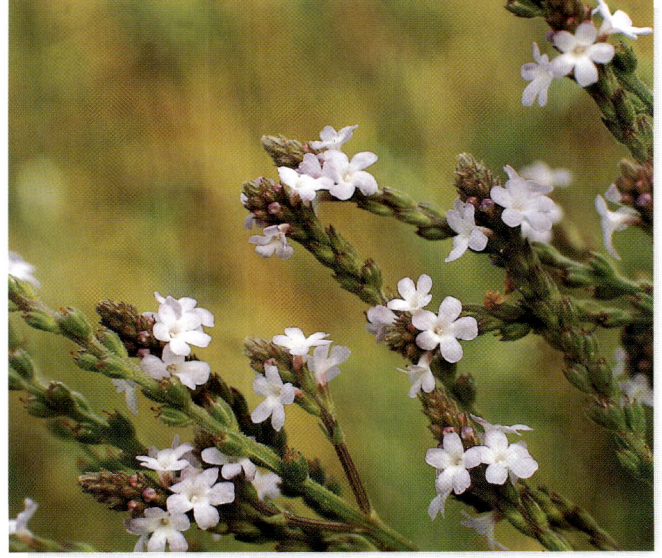

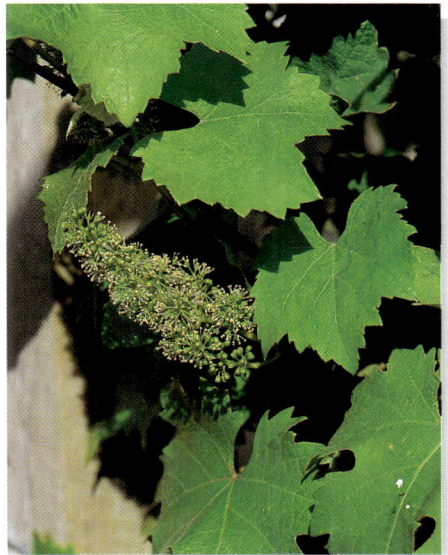

Beech – Die „spitze Zunge"

Buche (Fagus sylvatica)

Kurzcharakteristik

Intoleranz, Kritiksucht, Urteilssucht, Nörgelei

Beech-Zustand

Ihr Kind ist immer unzufrieden, nörgelt an allem herum und macht oft einen altklugen Eindruck. Nichts kann man ihm recht machen. Bei allem findet es „ein Haar in der Suppe". Es kritisiert andere, ist intolerant, kleinlich und scheint alles besserzuwissen. Ständig bemängelt es die Schwächen anderer Kinder und ist dadurch häufig einsam. Selten erkennt es bei sich selber Fehler.

Ähnliche Blüten

■ Willow: Bitterkeit, Opferdasein, Schuldzuweisung
■ Impatiens: Ungeduld, Reizbarkeit

Weinrebe

Richtigkeit seines Handelns überzeugt, daß es Kritik nicht annimmt. Es kann sehr schlecht mit Autoritäten umgehen.

Ähnliche Blüten

■ Vervain: Idealismus, Missionarismus, Besserwisserei
■ Oak: Verantwortungsgefühl, Stärke, Verbissenheit
■ Chicory: Neigung, das Leben anderer zu manipulieren
■ Beech: Ausgeprägte Intoleranz, Kritiksucht

Heilwirkung

Ihr Kind lernt, die Gefühle und Andersartigkeit anderer zu respektieren. Die Fähigkeiten und Führungsqualitäten Ihres Kindes kommen ganz natürlich zur Geltung. Es akzeptiert, wenn andere Kinder sich ihm nicht unterordnen wollen, und kommt andererseits besser mit Autorität klar.

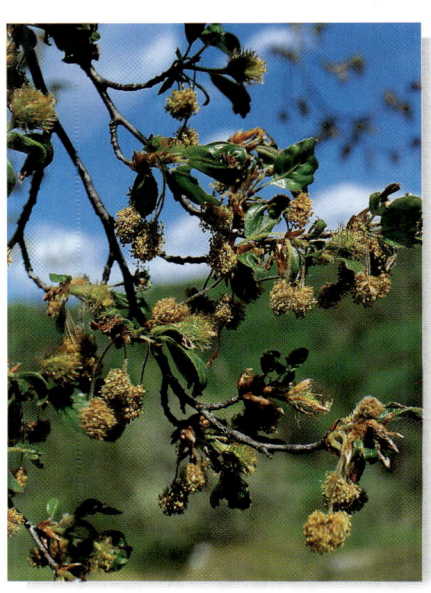

Buche

- Wild Oat: Ziellosigkeit, Unzufriedenheit (ältere Kinder)
- Vine: Dominanz, Besserwisserei
- Water Violet: Arroganz, Stolz, behält die Meinung für sich

Heilwirkung
Toleranz, Verständnis und Mitgefühl für andere. Ihr Kind ist mit sich zufrieden und kann deshalb in seiner Umgebung auch das Positive sehen.

Rock Water – Die Vorbildblüte
Quellwasser (Aqua petra)

Kurzcharakteristik
Strenge Disziplin, will Vorbild sein

Rock-Water-Zustand
Selbstverleugnung, übertriebene Disziplin und rigide Ansichten kommen bei Kindern sehr selten vor. Erst in der Schule zeigt Ihr Kind seine Neigung zu

Perfektionismus. Der Wunsch, ein Vorbild für andere zu sein, treibt es dazu, sehr hart mit sich umzugehen. Es hat hohe Ansprüche an seine Leistungen, deswegen ist es oft sehr unzufrieden mit sich selbst. Echte Freundschaften mit anderen Kindern sind kaum möglich. Auch versagt es sich jeden Genuß.

Ähnliche Blüten
- Vine: Dominanz, Autoritätsanspruch
- Vervain: Idealismus, Missionarismus
- Oak: Verpflichtung, macht trotz Überforderung weiter
- Pine: Moralische Selbstablehnung
- Mimulus: Ängste und Befürchtungen

Heilwirkung
Entspannung und innere Freude. Ihr Kind kann zu große Strenge und Disziplin loslassen. Freude und Spiel nehmen wieder Platz in seinem Leben ein.

Rescue Remedy

Kurzcharakteristik
Das Erste-Hilfe-Mittel

Die sogenannten Notfalltropfen bestehen aus einer Kombination von fünf der 3 Blüten und können in allen Erste-Hilfe-Fällen Verwendung finden. Rescue kann sowohl bei ernsten als auch bei augenscheinlich weniger dramatischen Notsituationen eingesetzt werden: bei Unglücken aller Art, bei plötzlichen Trauerfällen oder schlimmen Nachrichten, bei akuten psychischen oder körperlichen Schmerzzuständen und bei Schockerlebnissen. Alle alltäglichen Verletzungen (wenn sich Ihr Kind beispielsweise in den

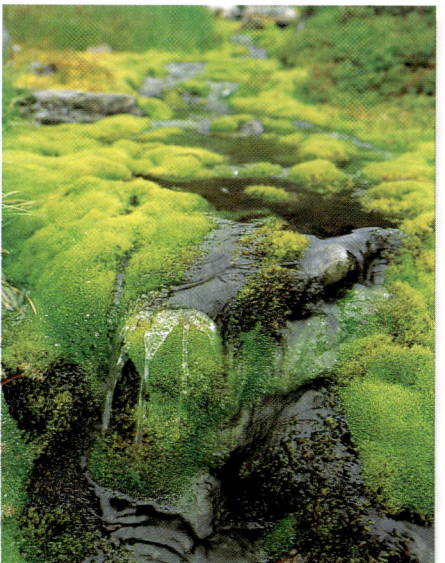

Quellwasser

Finger geschnitten hat) oder eine schlechte Note können für Ihr Kind schon einen Schock bedeuten. In einer Notsituation erleben Kinder (und Erwachsene) oft heftige Gefühlsreaktionen, sie können sowohl apathisch wie auch hysterisch sein. Die fünf Blüten sind so ausgewählt, daß sie der entstandenen gefühlsmäßigen Disharmonie entgegenwirken und somit den Heilungsprozeß beschleunigen.

- *Star of Bethlehem:* Für den Schockzustand
- *Rock Rose:* Gegen Angst und Panik
- *Impatiens:* Bei geistiger und körperlicher Anspannung
- *Cherry Plum:* Bei Verzweiflung, Hysterie
- *Clematis:* Bei Benommenheit und Bewußtlosigkeit

Notfalltropfen werden als fertige Essenz in Apotheken verkauft. Rescue lindert die Angst und Unruhe und gibt das Gefühl von Sicherheit und Vertrauen, bevor fachliche medizinische Hilfe zur Stelle ist. Auch für die anwesenden Erwachsenen empfiehlt sich die Einnahme, damit sie durch ihr sicheres Verhalten beruhigend auf das Kind und die gesamte Situation einwirken. Viele, die mit den Bachblüten vertraut sind, besonders Eltern, haben es daher zu ihrer Angewohnheit gemacht, ständig ein Fläschchen mit Rescue bei sich zu tragen. Denn sie werden sehr häufig bei Säuglingen und Kindern hilfreich eingesetzt.

Anwendung

4 Tropfen in einem Glas mit Wasser werden schluckweise eingenommen. Das Kind trinkt in mehreren kleinen

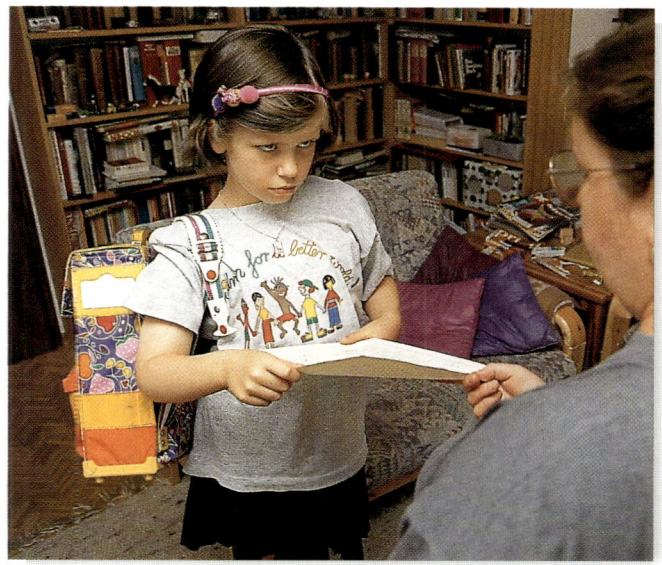

Schlucken, bis es ruhiger geworden ist und wieder zu sich findet. Wenn das Kind nicht in der Lage ist zu trinken, können die Lippen, das Zahnfleisch, die Stellen hinter den Ohren und die Handgelenke mit dem Mittel befeuchtet werden. Wenn die Behandlung mit Rescue über längere Zeit erfolgen soll, gilt folgende Dosierung: 4 mal täglich 4 Tropfen aus der Einnahmeflasche. Wo es sinnvoll ist, kann das Nothilfemittel äußerlich (auch pur, direkt aus der Stockbottle) angewandt werden, zum Beispiel bei Quetschwunden. Rescue gibt es auch als Salbe (mit dem Zusatz Crab Apple), die zerstörtes Gewebe wiederherstellen hilft und daher bei Quetschungen, Reizungen, Pickeln, Insektenstichen etc. außerordentlich effektiv ist.
Wir haben unzählige positive Erfahrungen mit den Notfalltropfen gemacht, besonders bei Kindern.

Schlechte Zeugnisse können Kinder sehr belasten

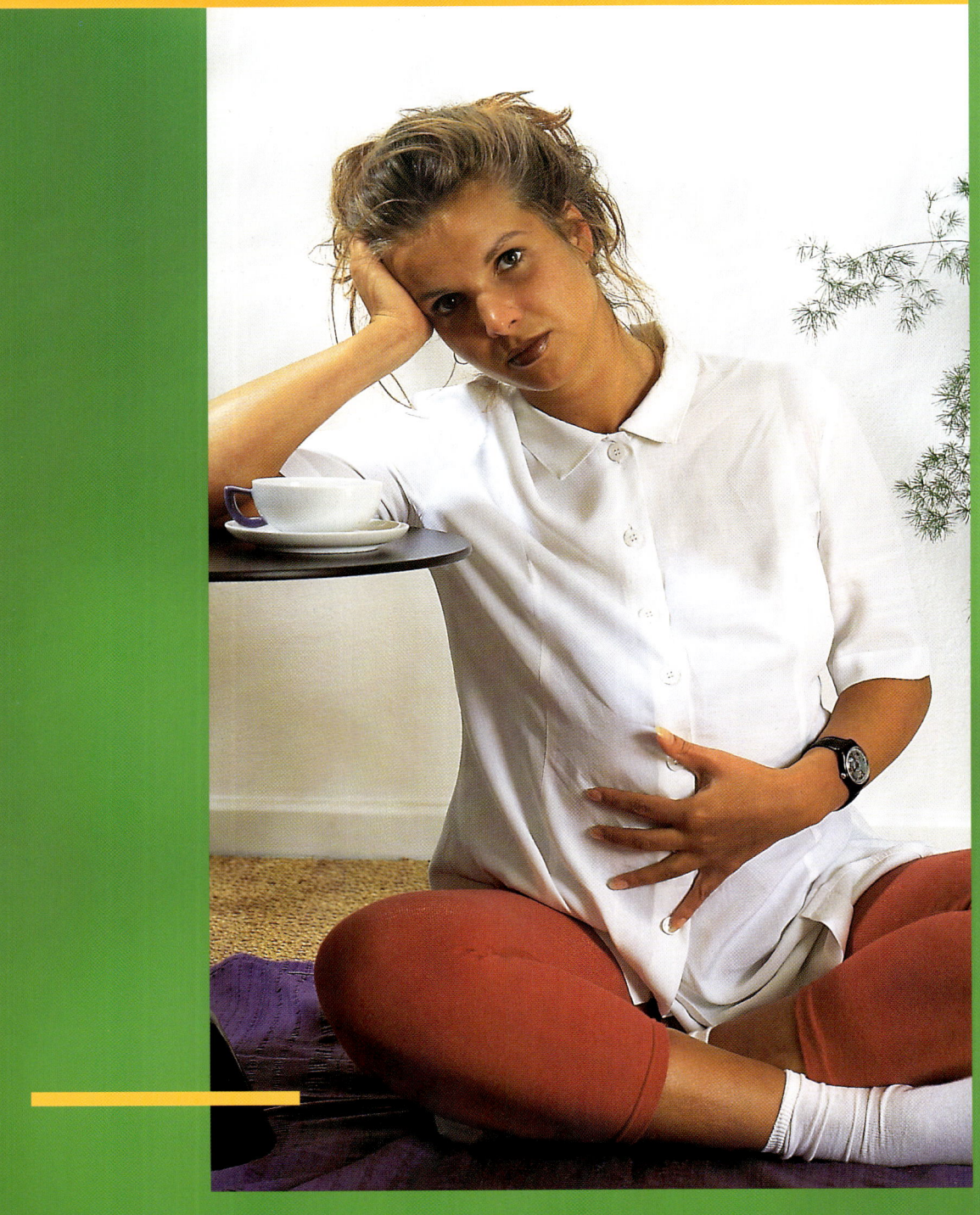

Schwangerschaft und erstes Lebensjahr

Grundsätzlich kommen in jeder Lebensphase alle Bach-Blüten in Frage, jedoch werden die in diesem Kapitel aufgeführten Blüten erfahrungsgemäß häufig benötigt. Bitte prüfen Sie stets selbst, ob unsere Blütenvorschläge zu Ihrer individuellen Situation passen.

Schwangerschaft

Ein Kind zu erwarten, ist für eine Frau eine bedeutende und tiefgreifende Erfahrung in ihrem Leben. Gerade in der Schwangerschaft lehnen viele Frauen pharmazeutische Mittel ab. Hier können Bach-Blütenessenzen, völlig frei von Nebenwirkungen, harmonisierend und spannungslösend eingesetzt werden.

■ *Star of Bethlehem:* Bei Schock über die unerwartete Nachricht, schwanger zu sein. Diese Blüte ist der Seelentröster.

■ *Walnut:* Stärkt die innere Mitte, verleiht Schutz in Phasen der Veränderung.

■ *Olive:* Bei großer Müdigkeit, die hormonbedingt in den ersten drei Schwangerschaftsmonaten eintritt.

■ *Crab Apple:* Bei Ekel, übertriebenem Reinlichkeitsbedürfnis und Erbrechen.

■ *Mimulus:* Angst vor der neuen Verantwortung. Angst, das werdende Kind könne nicht gesund sein, Angst vor der Geburt.

■ *Elm:* Gefühl, den Herausforderungen nicht gewachsen zu sein.

■ *Gentian:* Bei depressiven Verstimmungen und seelischer Niedergeschlagenheit.

■ *Clematis:* Bei Benommenheitsgefühl und fehlendem Realitätsbewußtsein.

■ *Scleranthus:* Bei starken Stimmungsschwankungen und Entscheidungsschwierigkeiten.

■ *Cerato:* Wenn die schwangere Frau ständig andere um Rat fragt, zum Beispiel, was sie essen oder wie sie sich verhalten soll.

■ *Willow:* Bitterkeit über die neue Schwangerschaft, verbunden mit dem Gefühl, das Leben habe einem einen Streich gespielt.

■ *Pine:* Wenn die Schwangere sich schuldig fühlt, überhaupt schwanger zu sein.

Geburt und erste Lebensmonate

Bereiten Sie sich auf die Geburt in der Klinik, ambulanten Praxis oder zu Hause liebevoll vor. Schaffen Sie eine harmonische Atmosphäre, zum Beispiel mit Kerzen, entspannender Musik und der bereitgestellten Flasche mit den für die Geburt individuell abgestimmten Blütenessenzen.

■ *Rescue Remedy:* Hat sich allgemein direkt vor und während Geburten bewährt und wirkt spannungslösend.

■ *Mimulus:* Angst vor Schmerzen oder Versagen während der Geburt.

■ *Rock Rose:* Bei Panik (auch in Notfalltropfen enthalten).

Gerade in der Schwangerschaft empfehlen sich die nebenwirkungsfreien Blütenessenzen

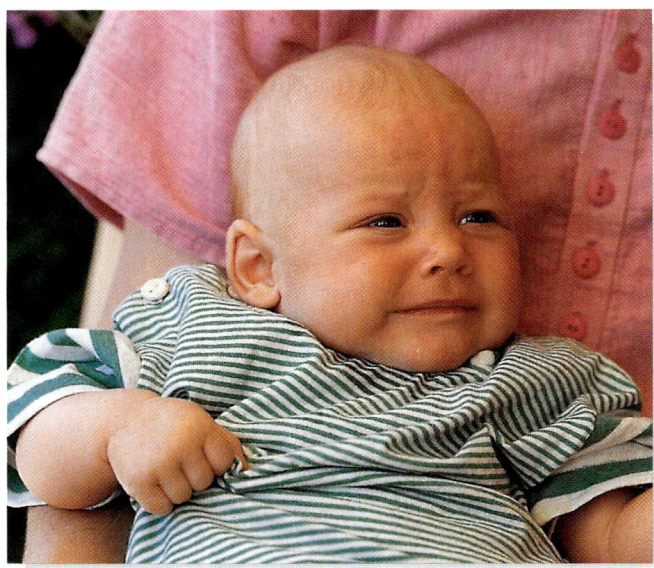

Viele Säuglinge leiden unter Verdauungs-schwierigkeiten

■ *Cherry Plum:* Die Wehen werden so schmerzhaft empfunden, daß das Gefühl, durchzudrehen, eintritt.

■ *Agrimony:* Die Mutter kann die Qual der Wehen nicht oder nicht richtig zum Ausdruck bringen.

■ *Willow:* Die Frau fühlt sich als Opfer der Schmerzen und findet es unge-recht, daß gerade sie so „leiden" muß. Bitterkeit.

■ *Holly:* Bei starken negativen Gefüh-len während der Geburt.

■ *Chicory:* Die Frau verkrampft sich, da sie unbewußt ihr Kind gar nicht loslassen will und die Geburt deshalb verlangsamt.

■ *Gentian:* Die Geburt dauert lange, und phasenweise wird die Frau vom Gefühl des Rückschlages und Versa-gens geplagt.

Blüten für das Neugeborene

Besonders die ersten Wochen nach der Geburt sollten Sie dem neuen klei-nen Erdenbürger so angenehm wie möglich machen. Achten Sie auf Ruhe, vermeiden Sie grelles Licht, und las-sen Sie keine alltäglichen Probleme ans Wochenbett dringen. – Häufig tre-ten beim Säugling Verdauungsschwie-rigkeiten und Unruhe auf. Wichtige Blüten sind dabei (siehe Seite 19–24):

■ *Rescue Remedy oder Star of Bethle-hem:* Eine Geburt, auch wenn sie sehr sanft geschieht, ist für das Baby ein Schock.

■ *Walnut:* Gibt dem Kind Schutz für seinen Neubeginn auf der Erde.

■ *Clematis:* Wenn das Baby sehr ab-wesend wirkt und beispielsweise nicht trinken will.

■ *Impatiens:* Wenn das Baby bei jeder Unpäßlichkeit sofort schreit.

■ *Mimulus:* Wenn das Neugeborene sehr zart ist und ängstlich wirkt.

Nach der Geburt für die Mutter und bei Problemen beim Stillen

Die Geburt ist ein umwälzendes Erleb-nis, und die Mutter ist danach meist sehr erschöpft. Auch das Stillen, auf vielen Bildern als die größte Harmo-nie zwischen Mutter und Kind darge-stellt, verläuft oft nicht so, wie erwar-tet, und kann anfänglich mit Schmer-zen durch die prallen, empfindlichen Brüste begleitet sein. Indem die Mutter die Bach-Blüten einnimmt, wirken sie auch beim Kind (über die Mutter-milch). Bleibt die Milch aus, wird die Blütenessenz in den Fenchel-Kümmel-Tee gegeben, der bei der Mutter gleichzeitig die Milchbildung anregt.

Durch das Fläschchen dem Kind verabreicht, beruhigt er, wirkt verdauungsfördernd und stillt den Dust. Folgende Blüten kommen für die Mutter in Frage:

- *Rescue Remedy oder Star of Bethlehem:* Nach Schockerlebnissen bei der Geburt, zum Beispiel bei Dammschnitt.
- *Olive:* Bei totaler Erschöpfung.
- *Clematis:* Bei Gefühl von Benommenheit.
- *Honeysuckle:* Wenn die Mutter viel weint.
- *Red Chestnut:* Bei übermäßiger Sorge um das Kind.
- *Mustard:* Bei Wochenbettdepression.
- *Larch:* Bei dem Gefühl, unfähig zu sein, das Baby zu versorgen.
- *Mimulus:* Bei Angst, etwas falsch zu machen.
- *Centaury:* Bei dem Bedürfnis der Mutter, es allen recht machen zu wollen.
- *Pine:* Bei Schuldgefühlen den Geschwisterkindern gegenüber.
- *Elm:* Bei Überforderung durch die neue Verantwortung.
- *Rescue-Remedy-Creme:* Zum Einmassieren der Brüste bei Wundsein und Schmerzen. Auch zur Vorbeugung schon vor der Geburt.
- *Gentian:* Bei Enttäuschung über das erste Stillerlebnis.
- *Cerato:* Die Milchbildung wird erst gar nicht angeregt, da Ärzte und andere raten, das Stillen besser sein zu lassen. Cerato fördert das Vertrauen der Mutter, auf ihre innere Stimme und ihre natürlichen Instinkte zu hören, auch in anderen Situationen.

- *Crab Apple:* Bei Abscheu und auch bei Ekel.
- *Water Violet:* Bei dem Gefühl, mit dem Stillen außerhalb der eigenen vier Wände etwas Unnatürliches, Entblößendes zu tun.

Wenn die Milch ausbleibt
- *Larch:* Die Mutter traut sich wenig zu und leidet an fehlendem Selbstbewußtsein.
- *Olive:* Bei großer Erschöpfung von Mutter und Kind. Die Mutter ist so geschwächt, daß der Milchfluß ausbleibt.
- *Hornbeam:* Alles ist zuviel!
- *Pine:* Bei Schuldgefühlen: „Ich bin eine schlechte Mutter und habe versagt, weil ich nicht stillen kann."
- *Wild Rose:* Die Mutter gibt resigniert auf beim Versuch, ihr Kind zu stillen, oder sie stillt, ohne es zu wollen, und ist dabei freudlos und abwesend.
- *Willow:* „Warum kann gerade ich nicht stillen?" Bitterkeit.

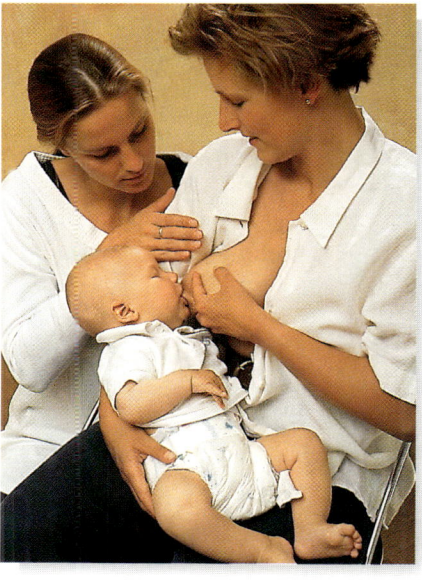

Fachkundige Hilfe und Bach-Blüten helfen bei Stillproblemen

■ *Mimulus:* Bei Angst, mit den Brüsten könne etwas nicht in Ordnung sein.

■ *Rock Water:* Für die „Supermutter", die sich selbst kasteit.

■ *Impatiens:* Bei Ungeduld, innerer Anspannung und Zeitdruck, weil das Stillen noch nicht so gut klappt.

■ *Clematis oder Wild Rose:* Wenn die Milch ausbleibt, weil das Kind nicht saugen will.

■ *Red Chestnut:* Die Mutter sorgt sich zu sehr um das Kind.

Schlafstörungen und Blähungen

Das Neugeborene unterscheidet noch nicht zwischen Tag und Nacht. Von sich aus bringt es auch keinen Rhythmus von Schlafen und Wachen mit. Es ist die Aufgabe der Eltern, dem Säugling einen geregelten Ablauf von Stillen, Wickeln, Schlafen und Wachen zu vermitteln. Die Zeit zwischen dem Stillen sollte möglichst nicht weniger als zwei Stunden betragen, da das Kind sonst Blähungen bekommen kann und die Ruhepause für Mutter und Kind zu kurz ist. Einschlafrituale wie das Singen eines bestimmten Schlafliedes, das Wiegen des Kindes oder das Anzünden einer Kerze können den Tag abschließen, so daß das Baby spürt: Jetzt ist Schlafenszeit! In jedem Fall sollte der Grund für Schlafstörungen, Weinen oder Unruhe gesucht werden. Oft kann die Mutter aufgrund der innigen Verbindung zu ihrem Kind hören, ob es Hunger hat, unter Blähungen leidet oder müde ist.

Oft treten etwa ein Monat nach der Geburt oder früher die sogenannten Dreimonatskoliken auf – für das Baby äußerst schmerzhafte Blähungen, die mehrere Monate andauern können. Vorbeugen kann die stillende Mutter, indem sie sich entsprechend ernährt. Bitte vermeiden Sie alle Lauch- und Zwiebelgewächse, Kohlarten und Steinobst. Blähungen erkennen Sie an lautem, empörtem Weinen und an einem harten, aufgeblähten Bauch. Das Baby schreit weiter, auch wenn es satt ist oder eigentlich schlafen möchte. Folgende Blütenessenzen werden bei Schlafstörungen und Blähungen häufig gebraucht:

■ *Rescue Remedy oder Star of Bethlehem:* Allgemeines Mittel zur Beruhigung, besonders nach aufregenden Ereignissen. Bei Blähungen vermischen Sie Rescue Remedy mit Kümmelöl und massieren mit Ihrer wärmenden Hand den harten, gespannten Bauch Ihres Kindes vorsichtig in kreisenden Bewegungen im Uhrzeigersinn.

■ *Mimulus:* Das Kind macht einen ängstlichen Eindruck und will häufig nicht allein sein.

■ *Aspen:* Bei sehr zart wirkenden Säuglingen, die oft aus unerklärlichem Grund weinen.

■ *Chicory:* Wenn das Kind durch sein Weinen erhöhte Aufmerksamkeit fordert und die Eltern immer in seiner Nähe haben möchte.

■ *Impatiens:* Wenn Ihr Baby oder Sie selbst ungeduldig reagieren, weil nichts zu helfen scheint.

■ *Clematis:* Wenn das Kind viel schläft und zu den Stillphasen nicht aufwacht. Wacht es dann doch auf, wirkt es sehr verträumt.

■ *Wild Rose:* Das Kind wirkt apathisch (auch beim behinderten Kind).

Eine sanfte Massage aus einer Mischung aus Rescue Remedy und Kümmelöl hilft bei Blähungen

■ *Olive:* Der Säugling ist von Geburt oder Schmerzen wie Blähungen so erschöpft, daß es keine Kraft mehr zum Trinken hat.

■ *Chestnut Bud:* Das Kind wacht nachts oft auf.

■ *Agrimony:* Wenn Ihr Säugling einen gequälten Eindruck erweckt.

■ *Cherry Plum:* Wenn Ihr Baby hysterisch, grell und verzweifelt weint. Wenn auch Sie mit den Nerven am Ende sind.

■ *Red Chestnut:* Wenn Sie sich als Elternteil zu große Sorgen um Ihr Kind machen.

■ *Pine:* Wenn Sie als Eltern glauben, daß Sie etwas falsch gemacht haben, und Schuldgefühle entwickeln.

Das Abstillen

Jede Mutter-Kind-Beziehung ist anders, jedes Kind ist eine eigene kleine Persönlichkeit. Deshalb gibt es für die Form des Abstillens keine allgemein gültigen Regeln. Meist wird geraten, ab dem 5. bis 6. Monat zuzufüttern und nach und nach abzustillen – aber das sollten, wenn keine gesundheitlichen Gründe vorliegen, Sie entscheiden!

■ *Chicory:* Wenn Mutter oder Kind oder beiden die Ablösung schwerfällt.

■ *Walnut:* Ist für Mutter und Kind wichtig, da eine neue Lebensphase beginnt.

■ *Mimulus:* Wenn das Baby auf das Abstillen ängstlich und unsicher reagiert.

■ *Oak:* Wenn die Mutter nur aus Pflichtgefühl weiter stillt.

■ *Scleranthus:* Wenn die Mutter hin- und hergerissen ist, ob sie schon abstillen soll.

■ *Cerato:* Wenn die Mutter andere ständig um Rat fragt.

■ *Honeysuckle:* Hilft bei der Ablösung von der innigen Stillzeit.

Hautausschläge

Hautausschläge treten beim Säugling meist kurzfristig und vorübergehend auf. Sie sind Zeiten eines Reinigungsprozesses.

■ *Crab Apple/Rescue:* Geben Sie innerlich Crab Apple, und tragen Sie äußerlich die bewährte Rescue-Salbe auf. Dasselbe gilt auch für Windeldermatitis und Pilzbefall (Soor) im Windelbereich.

Zahnen

Beim Zahnen haben Säuglinge manchmal Fieber, ein- oder beidseitig rote Bäckchen und wimmern oder weinen laut.

Mit dem Zahnen tritt eine neue Lebensphase ein. Hat der Säugling seine

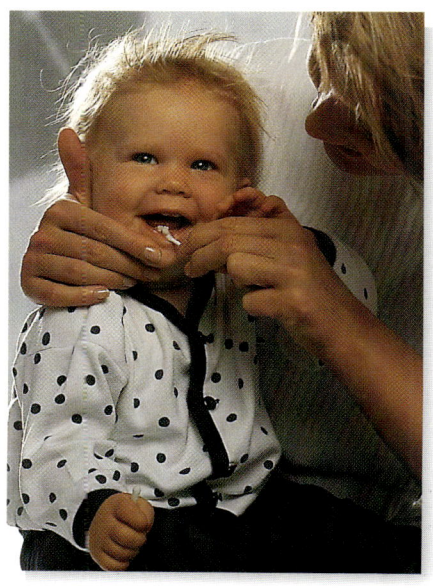

Wenn es Probleme beim Zahnen gibt, hilft meist Rescue Remedy

ersten Zähne bekommen, beginnt langsam die Phase des Essens, ein erster kleiner Schritt in die Selbständigkeit.

Zusätzlich zu den folgenden Bach-Blüten trägt Veilchenwurzel (in der Apotheke erhältlich) zur Beruhigung und Schmerzlinderung bei:

■ *Rescue Remedy:* Sie verabreichen die Tropfen in Wasser aufgelöst (2–4 Tropfen pro Glas genügen) mit dem Teelöffel sowohl auf die Zunge als auch auf die schmerzhafte Stelle im Kiefer.

■ *Walnut:* Wird allgemein gegeben bei Umbruchsituationen.

■ *Cherry Plum:* Bei hysterischem, grellem Schreien. Ihr Säugling macht den Eindruck, außer sich zu sein.

■ *Chicory:* Wenn Ihr Säugling Sie über sein wimmerndes Leiden besonders an sich bindet.

Frühe Kindheit und Schulalter

Laufenlernen – die ersten Schritte

Das Laufenlernen bedeutet einen weiteren Schritt in die Selbständigkeit. Neugierde und Experimentierfreude kennzeichnen diese Phase. Jedes Kind geht dabei auf seine ganz eigene Weise vor. Folgende Blüten kommen dabei in Frage:

■ *Walnut:* Für Eltern und Kinder zur Unterstützung bei der neuen Lebensphase.

■ *Chestnut Bud:* Ihr Kind lernt aus Erfahrung nicht und fällt zum Beispiel immer wieder über das gleiche Hindernis.

■ *Mimulus:* Bei ängstlichen Kindern.

■ *Larch:* Bei zögernden Kindern, die wegen fehlendem Selbstvertrauen kaum erste Schritte wagen.

■ *Chicory:* Wenn Ihr Kind so sehr an Ihnen hängt, daß es sich nicht von Ihnen wegbewegen mag.

■ *Scleranthus:* Bei zögernden Kindern, die sich nicht entscheiden können, mit welchem Fuß sie zuerst auftreten sollen.

■ *Impatiens:* Bei Ungeduld über langsames Vorankommen.

■ *Gentian:* Bei Enttäuschung, daß das Laufen nicht sofort klappt.

■ *Wild Rose:* Bei Kindern, die kein Interesse am Laufen zeigen.

■ *Red Chestnut:* Für Eltern, die übermäßig besorgt sind, daß sich ihr Kind beim Laufenlernen verletzen könnte.

■ *Rescue Remedy:* Bei allen Arten von Verletzungen.

Die Trotzphase

Ein entscheidender und prägender Lebensabschnitt für Ihr Kleinkind ist die Trotzphase (mit circa eineinhalb bis drei Jahren). Häufig ist die seelische und geistige Entwicklung Ihres Kindes

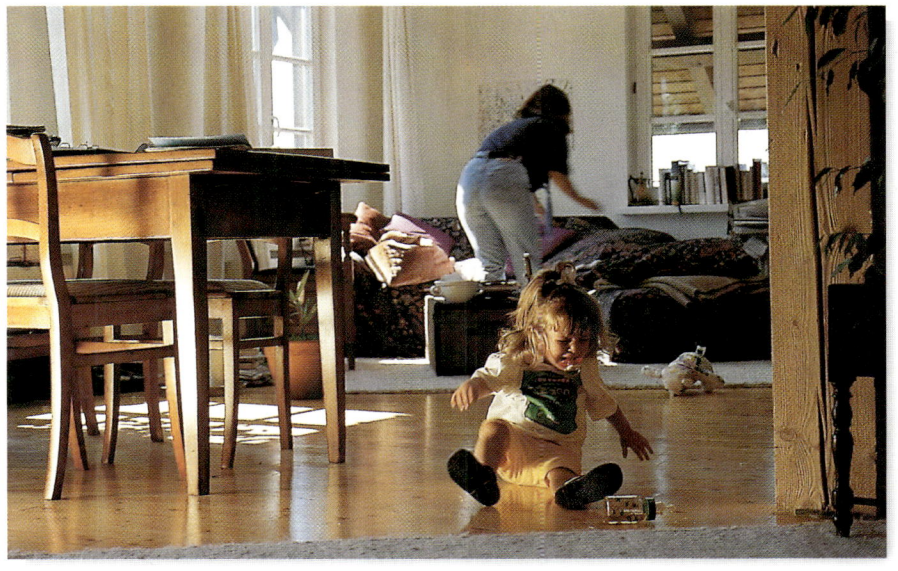

Wenn nicht alles sofort so klappt, wie man es sich vorstellt, kann es zu heftigen Reaktionen kommen

der körperlichen voraus. Als Folge entstehen innere Spannungen, die sich in Gefühlen wie Wut, Aggression und Ungeduld äußern können. Es ist auch eine Phase, in der Ihr Kind Grenzen ausprobiert, die Umwelt intensiv erkundet und prüft, wie fest es sich auf seine Bezugspersonen verlassen kann. Eine liebevolle und eindeutige Führung gibt dem Kind Sicherheit. Wichtig ist, daß die Erwachsenen die Wutausbrüche des Kindes, seine Unruhe und Ungeduld, Beschimpfungen oder das Übergehen von Regeln nicht persönlich auf sich beziehen, sich nicht angegriffen fühlen oder diese Ausbrüche ignorieren. Für Ihr Kleinkind können Sie während der Trotzphase folgende Blütenessenzen einsetzen:

■ *Holly:* Bei starken Wutausbrüchen und negativen Gefühlsausbrüchen extrovertierter, aggressiver Art.

■ *Impatiens:* Bei starker Ungeduld und innerer Unruhe Ihres Kindes.
■ *Vervain:* Bei übersteigerter Willenskraft, wobei Ihr Kind seine eigenen Grenzen ignoriert.
■ *Vine:* Bei Dominierungstendenz („der kleine Tyrann").
■ *Heather:* Bei übermäßigem Bedürfnis, im Mittelpunkt zu stehen.
■ *Chicory:* Ihr Kind „klebt" an Ihnen und wird ärgerlich, wütend oder weinerlich, wenn es Ihre Aufmerksamkeit nicht für sich hat. Es versucht mit allen Mitteln, Zuwendung zu bekommen.
■ *Gentian oder Willow:* Bei Enttäuschung oder Opferhaltung. Ihr Kind schmollt, weil Grenzen gesetzt werden und es etwas nicht darf.
■ *Centaury:* Bei zu ausgeprägtem Anpassungsverhalten. Ihr Kind ist übertrieben empfänglich für die Erwartungen anderer und kann eigene Bedürfnisse nicht äußern.

■ *Chestnut Bud:* Bei Lernschwierigkeiten. Ihr Kind macht immer wieder die gleichen Fehler.

Sauberkeitserziehung

Unter achtzehn Monaten hat das Kind noch keine Kontrolle über die Schließmuskel der Blase und des Darmes. In der Regel ist Ihr Kind mit drei Jahren sauber und geht selbständig auf die Toilette. Es gibt jedoch keinen definitiven Zeitpunkt, wann mit der Sauberkeitserziehung begonnen werden soll. Meistens zeigt das Kind das Bedürfnis, „sauber" zu werden, selbst, indem es merkt, daß die Windel soeben naß oder voll wurde oder es sagt, daß es auf die Toilette muß. Unterstützen und loben Sie Ihr Kind.

■ *Crab Apple:* Bei Ekelgefühlen von Erwachsenen und Kindern. Auch wenn Ihr Kind beschämt, betroffen oder angewidert reagiert, nachdem es in die Hose gemacht oder sich beschmutzt hat.

■ *Pine:* Bei Schuldgefühlen.

■ Mimulus: (Angst) und Larch (mangelndes Selbstbewußtsein): Aus Angst und mangelndem Selbstbewußtsein traut sich Ihr Kind nicht zu sagen, daß es auf die Toilette muß oder dabei Hilfe benötigt. Auch wenn die Hose voll ist, verschweigt das Kind dies.

■ *Clematis:* Bei Verträumtheit. Ihr Kind nimmt zu spät wahr, daß es auf die Toilette muß.

■ *Chicory:* Bei übermäßigem Bedürfnis nach Zuwendung. Ihr Kind will ständig mit Ihnen auf die Toilette, obwohl es gar nicht „muß".

Bettnässen hat meist psychische Ursachen

■ *Chestnut Bud:* Obwohl Ihr Kind schon recht groß ist, macht es noch immer in die Windel. Es will einfach nicht lernen.

Bettnässen

Von Bettnässen spricht man ab etwa vier Jahren, da es zuvor noch unbedenklich und natürlich ist, wenn Ihr Kind ins Bett pinkelt. Bettnässen erkennt man vor allem an seiner Regelmäßigkeit (meist jede Nacht). Innere Spannungen des Kindes, Unruhe, Angst, das Kind belastende Probleme (z. B. Trennung oder Streit der Eltern) können die Ursache dafür sein. Nur selten ist der Grund eine Infektion des Harnwegs. Achten Sie darauf, daß Ihr Kind vor dem Schlafengehen noch einmal auf das Töpfchen oder die Toilette geht und kurz vor dem Schlafengehen nichts mehr trinkt. Unterstützen Sie Ihr Kind mit folgenden Blüten:

■ *Mimulus:* Bei Angst. Ihr Kind traut sich nachts nicht, aufzustehen, oder fürchtet sich vor Strafe.

■ *Rock Rose:* Bei Alpträumen und Panik.

■ *Agrimony:* Bei Kindern, die tagsüber ihren Kummer hinter einer Maske an Fröhlichkeit verstecken. Ihr geheimes Leiden zeigt sich dann nachts als Bettnässen.

■ *Centaury:* Bei Überempfindlichkeit gegenüber den Erwartungen anderer. Ihr Kind leidet oft unter dem Druck älterer oder stärkerer Geschwister und Kameraden. Die Dominanz anderer führt so weit, daß es nachts den Druck „entleert".

■ *Star of Bethlehem:* Nach Schock-erlebnissen.

■ *Clematis:* Bei Verträumtheit. Ihr Kind ist verträumt und schläfrig, so daß es manchmal einfach nicht aufwacht, wenn es pinkeln muß.

Ein neues Geschwisterchen!

Ist bereits ein Kind in der Familie, wird die Geburt eines zweiten Kindes für alle Beteiligten ein großer Einschnitt sein. Das Erstgeborene – nun häufiger von der Mutter getrennt – fühlt sich zurückgesetzt, und es macht oft eine unterschwellige Krise, die sich mal offen, mal versteckt zeigt, durch.

Zeigen Sie deshalb Ihrem älteren Kind, daß Sie es genauso lieb haben wie früher, als es noch kein Geschwister hatte. Nehmen Sie sich Zeit, mit ihm zu schmusen und zu spielen. Schimpfen und Strafe verstärken das

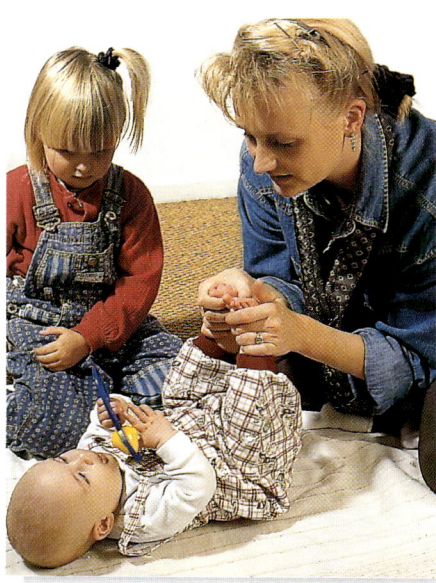

Erleben des Benachteiligtwerdens und führen oft zu auffallendem Verhalten.

Wichtige Blüten für das ältere Geschwisterkind

■ *Holly:* Bei Eifersucht. Ihr Kind wird wütend, sobald das Baby Zuwendung bekommt. Es geht aggressiv mit ihm um.

■ *Chicory:* Bei der Forderung nach Aufmerksamkeit. Ihr Kind tut alles, um seinen „Anspruch" auf Liebe einzufordern. Dabei klammert es.

■ *Willow:* Bei dem Gefühl, ungerecht behandelt und benachteiligt worden zu sein.

■ *Beech:* Bei Intoleranz. Ihr Kind ist unzufrieden und nörgelt an allem herum.

■ *Mimulus:* Bei Angst vor Verlust und Verlassenwerden.

■ *Agrimony:* Ihr Kind verbirgt unter einer Maske von Heiterkeit seinen Kummer. Es geht Konflikten aus dem Weg.

■ *Heather:* Ihr Kind redet ständig, um Aufmerksamkeit zu bekommen, und alles dreht sich nur um es selbst.

■ *Star of Bethlehem:* Ihr Kind ist durch die vorübergehende Trennung von der Mutter so überrumpelt, daß es unter Schock steht.

■ *Sweet Chestnut:* Ihr Kind sieht kein Licht mehr. Seine Verzweiflung und Traurigkeit sind so groß, daß nichts ihm zu helfen scheint.

■ *Honeysuckle:* Bei Heimweh nach dem Elternhaus oder Sehnsucht nach der früheren Geborgenheit.

Zuwachs für die Eltern

Für die Eltern kommt jetzt eine Zeit der Zerreißprobe, in der die Mutter

Ein neues Geschwisterchen ist eine große Herausforderung für alle Familienmitglieder

sich oft überfordert fühlt. Es ist sinnvoll, Hilfe von Verwandten, Freunden und anderen in Anspruch zu nehmen. Wichtige Blüten für die Eltern sind:

■ *Elm:* Bei kurzfristigem Überforderungsgefühl. Die Verantwortung für die wachsende Familie erscheint zu groß.

■ *Pine:* Die Mutter fühlt sich ihren Kindern gegenüber schuldig, weil sie keinem wirklich gerecht werden kann.

■ *Impatiens:* Sie fühlen sich angespannt und unruhig. Sie möchten, daß alles etwas schneller geht, und stehen unter Zeitdruck.

■ *Beech:* Bei Intoleranz. Es gibt ständig etwas an Ihrem älterem Kind auszusetzen.

■ *Willow:* Bei Opfergefühlen und Verbitterung.

Familienleben

Ein Kind ist eingebunden in seine Familie, in der die Verhaltensweisen voneinander abhängen. Ist eines der Geschwister besonders dominant, wird ein anderes dafür zurückhaltend sein. Da die Eltern die Zurückhaltung des einen vielleicht als angenehm empfinden, da die Dominanz des anderen sie überfordert, hat es wenig Chancen, bestimmte Qualitäten zu entwickeln, die zwar auch in ihm stecken, seiner Rolle aber nicht entsprechen. Bach-Blüten fördern diese noch schlummernden Fähigkeiten, die – festgelegt durch die jeweilige Rolle – noch nicht gelebt wurden. Wichtig ist, daß alle Familienmitglieder ihre persönliche Bach-Blütenmischung bekommen. Kinder spiegeln das Erwachsenenver-

Streitereien unter Geschwistern sind normal – Sie sollten sie nicht überbewerten

halten, und die Beziehung der Partner zueinander zeigt sich im Geschwisterverhalten wieder. Gelangt jedes Familienmitglied durch gezielte Bach-Blütentherapie zu mehr innerem Frieden, entsteht eine Gesamtharmonie.

Streit unter Geschwistern im Kleinkind- und Schulalter

Unter den Geschwistern kommt es immer wieder zu Auseinandersetzungen. Wir empfehlen, daß Eltern beim Streit der Kinder nicht mit Schimpfen und Strafe reagieren.

Es ist wichtig, daß Eltern die Ursache des Streits klären und eine gerechte Lösung finden (man kann z. B. ein Spielzeug auch abwechselnd benutzen). Um häufigen Streitereien vorzubeugen, wählen Sie für jedes Ihrer Kinder seine persönliche Bach-Blütenmischung. So gelangt jedes in einen harmonischeren inneren Zustand.

■ *Impatiens:* Bei Ungeduld und Reizbarkeit.

■ *Beech:* Bei Unzufriedenheit und Nörgelei, weil die größeren Geschwister schon mehr können und dürfen.

■ *Holly:* Bei Neid und Eifersucht sowie schwelenden Konkurrenzgefühlen.

■ *Cherry Plum:* Bei hysterischen Anfällen.

■ *Chicory:* Wenn Ihr Kind die Aufmerksamkeit der Geschwister und Eltern erhaschen will und die Neigung hat zu klammern.

■ *Mimulus:* Bei Angst vor den Geschwistern.

■ *Larch:* Bei mangelndem Selbstbewußtsein und dem Gefühl, die Geschwister können alles besser, ihnen fällt alles leichter.

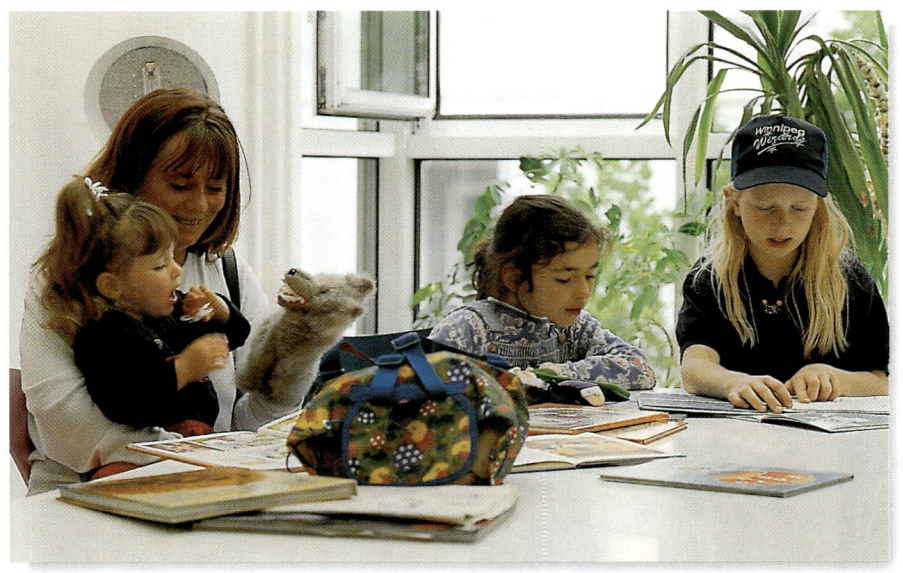

Nicht immer geht es beim gemeinsamen Spielen so friedlich zu wie hier

■ *Vine:* Bei Dominanz und der Neigung, immer den eigenen Willen durchzusetzen, ohne Rücksicht auf die anderen.

■ *Heather:* Bei Ichbezogenheit und der Neigung, in jeder Situation im Mittelpunkt stehen zu wollen und alle Spielsachen für sich in Anspruch zu nehmen.

■ *Willow:* Bei Bitterkeit aufgrund der Tatsache, ständig Rücksicht nehmen zu müssen oder beim Spiel gestört zu werden.

Das Spiel

Das Spielverhalten des Kindes

Das Spiel des Kindes durchläuft vom ersten Greifen der einen Hand nach der anderen im Alter von wenigen Monaten bis hin zur Pubertät viele Phasen. So selbstverständlich Ihre Kinder auch spielen, entwickeln sie doch all ihr Tun aus der Nachahmung der Erwachsenen. Deshalb ist es wichtig, daß Sie alltägliche Dinge gelassen und positiv erledigen, gegebenenfalls das Kind mitmachen lassen, z. B. beim Wäscheaufhängen, Kochen oder Abwaschen. Am Temperament Ihres Kindes beim Spiel erkennen Sie, welche Typenmittel zu ihm passen.

■ *Impatiens:* Bei Ungeduld. Das Kind beginnt kurz dieses oder jenes Spiel, verliert aber schnell das Interesse am jeweiligen Spielzeug. Es wirkt unruhig und kann sich nicht vertiefen, da es unterschwellig angespannt ist.

■ *Larch:* Ihr Kind traut sich beim Spiel nichts zu. Es wirkt gehemmt und schöpft seine Spielmöglichkeiten nicht aus. Auch beim Malen wird die Farbe schwach aufgetragen, das Gemalte wirkt zaghaft und füllt das Blatt nicht aus.

■ *Mimulus:* Ihr Kind reagiert auf neues Spielmaterial ängstlich und zurückgezogen. Es traut sich nicht, Kontakt mit anderen Kindern zu knüpfen.

■ *Holly:* Bei Aggression, Eifersucht und Neid. Ihr Kind spielt sehr aggressiv, laut oder brutal. Das Spielen oder Malen dient als Ventil.

■ *Clematis:* Bei Verträumtheit. Ihr Kind lebt in einer eigenen Welt und vergißt oft seine Aufgaben und Pflichten.

■ *Gentian:* Ihr Kind ist beim Spiel schnell enttäuscht, wenn etwas nicht so klappt, wie es sich das vorgestellt hat.

■ *Rock Water:* Aus Perfektionstrieb heraus sitzt Ihr Kind lange und ausdauernd beim Spiel, zum Beispiel beim Bauen eines Turmes. Das Rock-Water-Kind will immer Vorbild sein.

■ *Cherry Plum:* Ihr Kind verliert schnell die Kontrolle und neigt zu Temperamentsausbrüchen.

■ *Scleranthus:* Das Kind kann sich nicht entscheiden, mit was oder wem es spielen möchte. Es fühlt sich beim Spiel hin- und hergerissen.

■ *Honeysuckle:* Bei Sehnsucht nach vergangener Geborgenheit, Heimweh und Traurigkeit. Oft kann man das am Ausdruck gemalter Bilder erkennen.

■ *Star Of Bethlehem:* Nach Schockerlebnissen. Ihr Kind verarbeitet erschütternde Erlebnisse, zum Beispiel Streit der Eltern, indem es Arme, Hände oder auch Münder übergroß zeichnet.

■ *Crab Apple:* Bei Perfektionismus. Wenn Ihr Kind außergewöhnlich ordentlich ist und pedantisch darauf achtet, daß alle Spielzeuge immer an ihrem Platz sind. Ihr Kind reagiert sehr

empfindlich auf Schmutz und macht einen makellosen Eindruck.

■ *Vine und Vervain:* Ihr Kind dominiert beim Spiel andere und will nur seine eigenen Ideen durchsetzen. Ein gemeinsames Spiel ist kaum möglich, es sei denn, die anderen ordnen sich unter.

Wenn Kinder sehr viel fernsehen und mit dem Computer spielen

■ *Clematis:* Ihr Kind wirkt nach einem Film oder Video wie benebelt.

■ *Rock Rose:* Bei Panik durch Schreckensszenen.

■ *Star of Bethlehem:* Zur besseren Verarbeitung von schlimmen Eindrücken, grausamen Erlebnissen, die zwanghaft im Spiel wiederholt werden oder die sich in Apathie äußern.

■ *Wild Rose:* Das Kind läßt sich treiben, es ist nicht gewohnt, aktiv teilzunehmen. Sein Spielverhalten ist eher passiv.

■ *Impatiens:* Hilfe, Erregungen und Unruhe aufzulösen.

■ *Olive:* Bei Erschöpfung nach zu langem „Glotzen".

■ *Chestnut Bud:* Eigentlich spürt Ihr Kind, daß Fernsehen ihm nicht gut tut, will aber trotzdem immer weiter schauen.

■ *Hornbeam:* Ihr Kind läßt seine Hausaufgaben liegen und schaut lieber fern.

■ *Walnut:* Schützt Ihr Kind vor schlechten Einflüssen.

Es gibt viele Bach-Blüten, die Ihr Kind beim Spielen unterstützen können

Sprache

Lange bevor das Kind sich selbst verbal ausdrücken kann, versteht es, was Eltern oder andere ihm sagen. Wie es sich bei dieser Kommunikation fühlt, hängt auch davon ab, wie die Bezugspersonen mit dem Kind sprechen – von Lautstärke, Betonung, Stimmung bis hin zu Mimik und Gestik. Das Kind erfährt, daß Kommunikation lebenswichtig ist und daß es sich über die Sprache Bedürfnisse erfüllen kann. Unterstützen Sie Ihr Kind durch folgende Blüten bei seiner Sprachentwicklung und beim Erlernen der so wichtigen Kommunikation.

■ *Agrimony:* Das freundlich-heitere Kind ist unfähig, seine wahren Bedürfnisse auszudrücken oder zu widersprechen.

■ *Mimulus:* Ihr Kind wirkt verängstigt und findet aus Angst nicht die richtigen Worte.

■ *Larch:* Dem Kind fehlt das Selbstbewußtsein, in neuen Situationen vor mehreren Menschen oder einer Gruppe zu sprechen.

■ *Impatiens:* Hilft, wenn sich Ihr Kind häufig verhaspelt und der Sprachfluß stockend ist.

■ *Chestnut Bud:* Ihr Kind „stolpert" immer wieder über die gleichen sprachlichen Schwierigkeiten.

■ *Clematis:* Ihr Kind spricht wenig oder gar nicht, weil es nicht sprechen will und lieber Tagträumen und Phantasien nachhängt.

■ *Holly:* Ihr Kind äußert sich in vielen Fällen durch lautes, aggressives Schreien statt durch Sprechen in normaler Lautstärke.

Stottern

Im zweiten bis fünften Lebensjahr kommt es gelegentlich zu leichtem Stottern. Schaffen Sie Ihrem Kind Raum, gehört zu werden. Geben Sie ihm Zeit zu erzählen. Überprüfen Sie bitte, ob Sie zu dominant sind oder Ihr Kind ständig korrigieren. Für Sie kämen dann *Vine* und *Beech* in Frage sowie *Impatiens* bei Ungeduld. Die psychische Belastung Ihres stotternden Kindes können Sie mit folgenden Blüten abbauen:

■ *Chestnut Bud:* Als Lernhilfe, um nicht immer über die gleichen Wörter zu stolpern.

■ *Impatiens:* Gegen den inneren Überdruck und die hektische Anspannung beim Sprechen und Erzählen.

■ *Larch:* Für das Selbstbewußtsein, um fließend sprechen zu können und sich nicht als Versager zu fühlen.

■ *Pine:* Bei Schuldgefühlen und Gefühlen, weniger wert zu sein.

■ *Mimulus:* Bei Angst, von anderen ausgelacht oder getadelt zu werden.

■ *Gentian:* Gegen Resignation und depressive Gefühle nach Rückschlägen.

■ *Centaury:* Wenn Ihr Kind es Ihnen immer recht machen will.

Hält das Stottern länger an, braucht Ihr Kind eine sprachtherapeutische Behandlung durch den Logopäden.

Stottert Ihr Kind, haben Sie vor allem Geduld, drängen oder unterbrechen Sie es nicht

Lügen

Gezieltes Lügen und bewußtes Verheimlichen von Tatsachen können zu einem großen Problem werden. Bewußtem oder unbewußtem Lügen

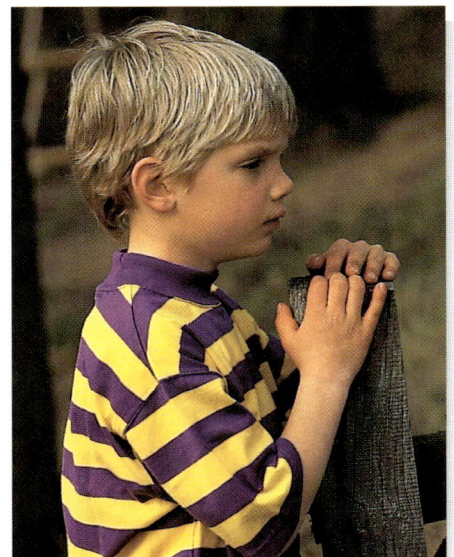

Minderwertigkeits-gefühle sind oft Auslöser für falsches Verhalten

- *Centaury:* Das Kind ist zu schüchtern, um geradeaus zu sagen, was wirklich los ist. Es will anderen gefallen und nicht negativ auffallen.
- *Holly:* In seltenen Fällen sind auch Wut, Aggression und Rachegefühle die Ursache für Lügen. Das Kind verletzt andere, weil es selbst verletzt wurde.
- *Cherry Plum:* Ihr Kind wird durch bizarre Einfälle zum Lügen getrieben.
- *Chicory:* Ihr Kind möchte Ihre Aufmerksamkeit durch „Erfinden" von Geschichten auf sich ziehen.

Stehlen

Ertappen Sie Ihr Kind beim Stehlen, können Sie immer davon ausgehen, daß Ihr Kind unter einem Mangel leidet. Sie müssen überprüfen, ob tatsächlich ein materieller Mangel vorliegt: Hat das Kind sich schon lange sehnlichst etwas gewünscht, was ihm abgeschlagen wurde? Braucht es Taschengeld? Oder verbindet das Kind mit dem Besitzen von mehr Geld, Süßigkeiten oder Gebrauchsgegenständen ein Mehr an Liebe und Achtung? Stärken Sie Ihr Kind, so daß das Bedürfnis zu stehlen erst gar nicht entsteht. Folgende Bach-Blüten können dabei helfen:

- *Mimulus:* Ihr Kind ist ängstlich und traut sich nicht, nach Taschen oder einen ersehnten Gegenstand zu fragen.
- *Larch:* Ihrem Kind fehlt Selbstbewußtsein, und es gleicht diesen Mangel durch den Besitz von gestohlenen Dingen aus.
- *Cerato:* Ihr Kind läßt sich von Freunden beeinflussen, auch zum Stehlen,

geht entweder Angst vor Strafe voraus, oder Minderwertigkeitsgefühle sind die Ursache. Für den Erwachsenen ist es eine große Herausforderung, mit dem lügenden Kind umzugehen. Mit folgenden Bach-Blüten können Sie Ihrem Kind helfen, aus dem Teufelskreis von Angst, Lügen, noch mehr Angst, noch mehr Lügen, herauszukommen:

- *Agrimony:* Das Kind kann nicht zu seinen negativen Seiten stehen. Es traut sich nicht, Konflikte offen durchzustehen.
- *Chestnut Bud:* Beim Zwang, das Lügen immer wieder zu wiederholen oder sich immer wieder in eine Situation von Ungeliebtsein hinein zu manövrieren.
- *Mimulus:* Bei Angst vor Strafe und Ablehnung.
- *Pine:* Bei starken Schuldgefühlen als Folge von Lügen.

da es sonst nicht „dazugehört". Es kann nicht auf sein eigenes Gewissen hören.

■ *Chestnut Bud:* Ihr Kind stiehlt immer wieder, obwohl Sie schon oft mit ihm erarbeitet haben, daß Stehlen keine Lösung ist.

■ *Scleranthus:* Ihr Kind ist hin- und hergerissen zwischen seinem guten Gewissen und der Verlockung zu stehlen.

■ *Willow:* Ihr Kind fühlt sich benachteiligt und ungerecht behandelt und stiehlt deshalb.

■ *Crab Apple:* Ihr Kind fühlt sich nach dem Stehlen schlecht und beschmutzt.

■ *Pine:* Ihr Kind wird noch nach dem Stehlen von seinem schlechten Gewissen geplagt.

Schule

Ein neuer Lebensabschnitt beginnt, der mit mehr Selbständigkeit des Kindes verbunden ist. Der Einfluß der Eltern ist nicht mehr alleine prägend, auch Lehrer, Mitschüler und das Schulsystem als Teil der Gesellschaft erziehen nun mit. Um Ihr Kind in seinem neuen Lebensabschnitt zu unterstützen und ihm zu einer stärkeren inneren Kraft zu verhelfen, können Sie schon drei bis vier Wochen vor Schuleintritt eine individuelle Bach-Blütenmischung geben:

■ *Impatiens:* Vor lauter freudiger Erwartung und Spannung wird das Kind aufgeregt und zappelig. Ungeduldig zählt es die Tage bis zur Einschulung und kann das Warten kaum mehr aushalten.

■ *Walnut:* Die innere Standfestigkeit wird trotz Beeinflussung durch neue Eindrücke gestärkt.

■ *Mimulus:* Der Schuleintritt ist für das Kind mit konkreten Ängsten besetzt (Angst vor den Lehrern, den fremden Mitschülern, dem Schulweg, neuen unbekannten Situationen.).

■ *Aspen:* Die Schule ist für Ihr Kind etwas Unheimliches, und es leidet unter Alpträumen. Vielleicht wurde die Schule von Erwachsenen zu häufig mit der Drohung vom „Ernst des Lebens" gekoppelt.

■ *Larch:* Aufgrund von geringem Selbstbewußtsein fühlt sich das Schulkind der neuen Situation nicht gewachsen.

■ *Chicory:* Ihr Kind braucht viel Aufmerksamkeit und klammert sich sehr – zu sehr – an Sie. Es lebt aus einer engen Bindung, die es später eventuell auch mit dem Lehrer aufzubauen versucht.

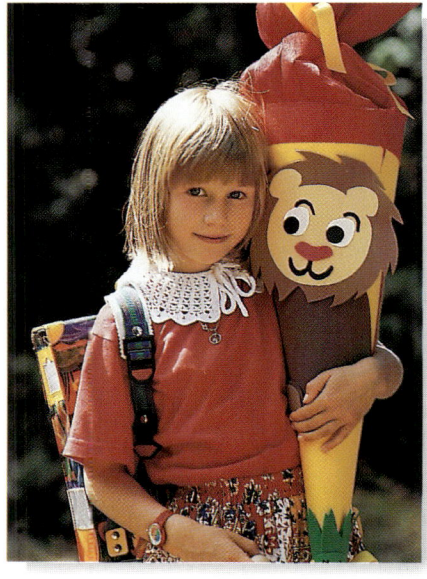

Der erste Schultag ist ein wichtiges Datum im Leben jedes Kindes

Lernschwierigkeiten

Als Erzieherin und Heilpraktiker beobachten wir, daß immer mehr Kinder die Fähigkeit des Stillsitzens und Zuhörens verlernt haben. Konzentrationsschwierigkeiten und unruhiges, auffallendes Verhalten nehmen zu, wie uns auch viele Lehrer berichten. Die Kinder sind mit sozialen Problemen, aber auch mit dem Überangebot durch Spiele, Fernsehen, Freizeiterlebnisse überfordert. Schaffen Sie für Ihr Kind eine tägliche Ruhepause. Lassen Sie Ihr Kind sich in eine Sache wie Hausaufgaben vertiefen, ohne abgelenkt zu werden. Hat Ihr Kind trotzdem Lernschwierigkeiten, können Sie es mit folgenden Blüten unterstützen:

■ *Chestnut Bud:* Die gleichen Fehler werden immer wieder gemacht, ohne aus der Erfahrung zu lernen.

■ *Impatiens:* Wenn innere Unruhe und Anspannung zu Zappeligkeit und Unkonzentriertheit führen.

■ *White Chestnut:* Ihr Kind macht sich zu viele Sorgen und Gedanken und kann sich nicht auf den Unterrichtsstoff konzentrieren.

■ *Clematis:* Ihr Kind ist verträumt und abwesend.

■ *Rock Water:* Ihr Kind hat so hohe Ansprüche an sich selbst und will alles ganz perfekt erledigen, daß es lange braucht, um Aufgaben zu lösen.

■ *Gentian:* Ihr Kind gibt schnell auf und resigniert. Es neigt zu Niedergeschlagenheit, wenn ihm mal etwas nicht gut gelingt.

■ *Hornbeam:* Ihr Kind ist müde und lustlos, die Motivation fehlt. Dies zeigt sich in morgendlichen Anlaufschwierigkeiten oder im Unterricht.

■ *Olive:* Ihr Kind ist durch ständige Überforderung oder nach Krankheit körperlich am Ende. Es ist so müde und erschöpft, daß es keinen Anschluß mehr an den Unterricht bekommt.

■ *Wild Rose:* Ihr Kind läßt sich lustlos treiben und sieht keinen Sinn im Unterricht oder Lernen.

■ *Larch:* Ihrem Kind fehlt das Selbstvertrauen in die eigenen Fähigkeiten. Es redet sich ein, daß es weniger als andere kann, oder traut sich nicht, sein Können zu zeigen.

Prüfungsängste

Für manches Kind entwickeln sich Klassenarbeiten, Referate und Prüfungen zu einem Schreckgespenst. Bach-Blüten können eine echte Hilfe sein:

■ *Mimulus:* Ängstlich erwartet Ihr Kind, daß die Prüfung zu schwer und daß es versagen werde.

■ *Rock Rose oder Rescue Remedy:* Bei Panik und Schockerlebnissen.

■ *Cherry Plum:* In der Prüfungssituation tendiert das Kind vor lauter Anspannung zu Nervenzusammenbrüchen und Hysterie. Innerlich hat es das Gefühl zu explodieren.

■ *Clematis:* Bei Verträumtheit und Black-out-Syndrom.

■ *Elm:* Ihr sonst tüchtiges, fleißiges Kind fühlt sich überfordert und ist deshalb niedergeschlagen.

■ *Larch:* Ihrem Kind fehlt es an Selbstbewußtsein in der entscheidenden Prüfungssituation. Es vertraut nicht in seine Fähigkeiten.

■ *Rock Water:* Ihr Kind will alles vorbildlich und besonders gut machen. In Prüfungssituationen ist es durch sei-

Zu viele Freizeitaktivitäten bringen oft Lernschwierigkeiten mit sich

nen Ehrgeiz blockiert, und sein Tempo verlangsamt sich. So bleiben Aufgaben ungelöst oder Antworten unvollständig.

■ *Gentian:* Vielleicht hat Ihr Kind die letzte Klassenarbeit zufällig „verhauen". Resigniert glaubt es, das wäre jetzt immer so.

■ *Aspen:* Die Prüfungssituation ist zu einem Trauma geworden. In Alpträumen erlebt das Kind ständig Zustände von Bedrohung, Versagen und Dunkelheit.

Die Klassengemeinschaft

Innerhalb der Klassengemeinschaft bilden sich unterschiedliche Rollen, wie der beliebte Klassensprecher, der Klassenclown oder der Außenseiter, aus. Leidet ein Kind unter seiner Stellung in der Klasse, sind Eltern-Lehrer-Gespräche notwendig sowie viel Verständnis und Aufmerksamkeit der Eltern für ihr Kind. Wenn Sie die Not Ihres Kindes erspüren, können folgende Bach-Blüten Ihrem Kind helfen:

■ *Agrimony:* Der Klassenclown verbirgt hinter einer Maske von Lustigkeit und Späßen eigene Gefühle wie Unsicherheit und Angst. Er vermeidet Konflikte.

■ *Vervain und Vine:* Dominante Kinder neigen dazu, immer ihren Willen durchzusetzen.

■ *Heather:* Das übermäßige Geltungsbedürfnis zeichnet sich durch viel Reden und Angeben aus. Das Kind versucht ständig, Publikum um sich zu haben, was es auch durch sein auffallendes Verhalten erreicht. Für die Lehrer kann es zu einer richtigen Nervensäge werden.

■ *Holly:* Für aggressive Kinder, die dazu neigen, andere zu schlagen, anzubrüllen oder Sachen kaputt zu machen.

■ *Centaury:* Schüchtern ist Ihr Kind darauf bedacht, es allen in der Klasse recht zu machen. So läßt es sich dominieren und ausnützen. Es gibt Dinge her, die es lieber für sich behalten würde, oder läßt andere die Hausaufgaben abschreiben, für die es selbst viel Mühe aufgebracht hat.

■ *Cerato:* Ihr Kind fragt seine Mitschüler ständig um Rat und paßt sich ihrem Verhalten an. Es wird zum unsicheren Mitläufer und wird schnell übergangen.

■ *Larch:* Kinder mit wenig Selbstbewußtsein neigen zu Duckmäusertum. Sie werden schnell untergebuttert, weil ihnen die eigene sehr wichtige Wertschätzung fehlt.

■ *Mimulus:* Kinder mit Ängsten ziehen sich in sich zurück und fühlen sich herausfordernden Situationen nicht gewachsen. Die Kontaktaufnahme Ihres Kindes zu seinen Klassenkameraden ist von Ängsten geprägt.

Der Klassenclown verbirgt seine wahren Gefühle hinter einer Maske

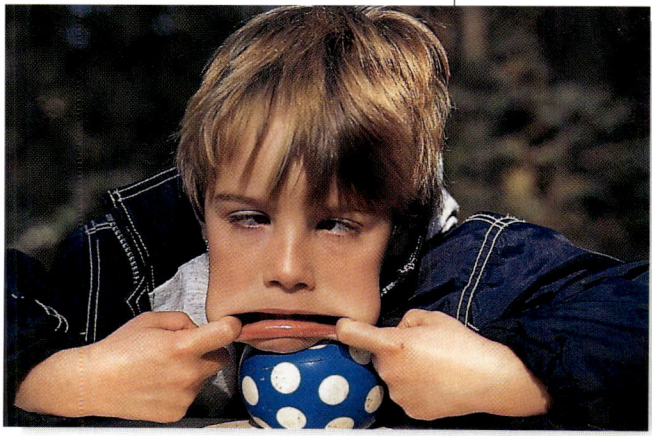

Verhaltensauffälligkeiten – Verhaltensstörungen

Die Kriminalitätsrate steigt, und Kindesmißhandlungen sind leider an der Tagesordnung. Gleichzeitig wird die soziale Entfremdung unter Menschen größer. Wundert es uns da, wenn Kinder aggressives Verhalten und zerstörerische Tendenzen zeigen oder sich schüchtern und angstvoll isolieren?

Aggressives Verhalten

Zeigt Ihr Kind auffallend aggressives Verhalten, empfehlen wir folgende Bach-Blüten:

■ *Rescue Remedy:* In allen Notfallsituationen.
■ *Holly:* Bei starken Aggressionen und dem Drang, etwas zu zerstören.
■ *Cherry Plum:* Hilft in akuten Situationen, wenn ein Kind vor lauter innerer Anspannung zu „platzen" droht. Der entstehende Gefühlskonflikt zwischen kontrolliertem, anerzogenem Verhalten und psychischem Überdruck zeigt sich in hysterischen Anfällen und Temperamentsausbrüchen.
■ *Rock Rose:* Bei Panik.
■ *Aspen:* Bei Angst vor unbekannten, dunklen Einflüssen.
■ *Star of Bethlehem:* Nach Schockerlebnissen, die das Kind als körperliche oder seelische Verletzung erlebt hat.

Wenn Sie als Eltern durch die Situation überfordert sind, zögern Sie nicht, professionelle Hilfe in Anspruch zu nehmen.

Hyperaktivität

■ *Impatiens:* Ihr Kind ist unruhig und extrem erregbar, es steht unter „Dauerstrom" und muß ständig umherlaufen, es redet hastig und kann sich in keine Beschäftigung vertiefen.
■ *Vervain:* Bei übermäßiger Energie und Überspannung und der perma-

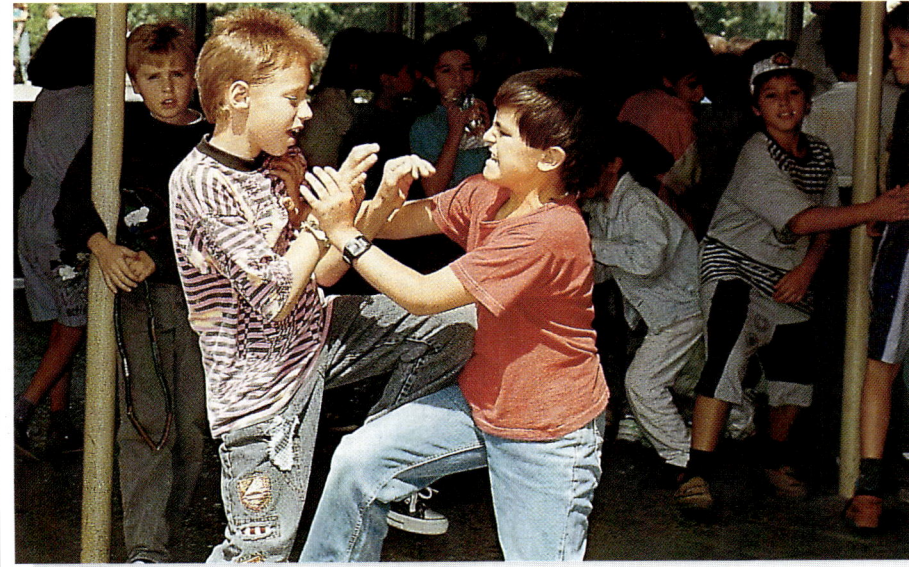

Geht aggressives Verhalten über das Normale hinaus, müssen Sie professionelle Hilfe suchen

nenten Neigung, andere unbedingt überzeugen zu wollen.

▪ *Cherry Plum:* Der psychische Überdruck und der anerzogene Drang, sich selbst zu kontrollieren, bringen Ihr Kind fast zum Explodieren.

▪ *Mimulus:* Bei Angst.

Schüchternheit

▪ *Larch:* Bei fehlendem Selbstbewußtsein.

▪ *Centaury:* Bei der Neigung, den Wünschen anderer zu entsprechen.

▪ *Cerato:* Bei der Neigung, andere immer um Rat zu fragen und nicht der eigenen Meinung zu vertrauen.

▪ *Clematis:* Bei fehlender Realitätsbezogenheit.

Pubertät

Pubertät bedeutet innere Suche und Neuorientierung, Abgrenzung und Selbstfindung; sie ist oft von Konflikten und Problemen begleitet. Die Zeit des ersten Verliebens beginnt, und die Heranwachsenden sind von starken Gefühlsschwankungen beeinflußt. Während dieser Phase ist es für die Eltern oft nicht einfach, ihrem Kind die Bach-Blüten nahezubringen.

▪ *Walnut:* Während des Umbruchs und der Veränderung von Körper und Seele hilft Walnut, die eigene innere Mitte zu finden.

▪ *Wild Oat:* Bei Unentschlossenheit hilft Wild Oat, Prioritäten zu setzen und sich zu entscheiden.

▪ *Scleranthus:* Bei innerer Zerrissenheit hilft Scleranthus, Ausgeglichenheit und Entscheidungskraft zu entwickeln.

▪ *Clematis:* Bei verträumten Heranwachsenden, die zu Tagträumen und Drogengebrauch neigen.

▪ *Water Violet:* Holt den Heranwachsenden aus Isolation und Abgekapseltheit heraus, die auf andere arrogant wirken.

▪ *Mustard:* Bei plötzlicher und scheinbar grundlos auftretender Traurigkeit, Melancholie und Depression.

▪ *Sweet Chestnut:* Bei völliger Ausweglosigkeit und totaler Verzweiflung gibt Sweet Chestnut das Vertrauen, daß sich die trostlose Lage wieder zum Positiven verändert.

▪ *Wild Rose:* Gibt in der typischen „Mir-ist-alles-egal-Stimmung" neuen Lebensmut und Lebensfreude.

▪ *Pine:* Bei Schuldgefühlen den Eltern oder Autoritätspersonen gegenüber stärkt Pine die Fähigkeit, sich selbst auch mit Fehlern zu akzeptieren.

▪ *Crab Apple:* Wenn durch die hormonelle Umstellung Pickel auftreten oder nach der ersten Menstruation des Mädchens das Gefühl von Ekel und Unreinheit entsteht.

▪ *Pine und Crab Apple:* Können nach ersten sexuellen Erfahrungen gegeben werden, wenn diese mit Gefühlen von Schuld und Unreinheit gekoppelt sind.

Das behinderte Kind

Kommt ein Kind mit einer Behinderung auf die Welt oder wird es durch Krankheit oder durch Unfall behindert, bedeutet dies für alle Beteiligten einen großen Schock. Es ist für Eltern und Kind schwer, sich mit der Behinderung abzufinden, und es dauert

Pubertierende lehnen Bach-Blüten leider oft ab – obwohl sie ihnen sehr helfen könnten

lange, bis sie akzeptiert wird. Das Kind wird ständig mit unsicheren Reaktionen von anderen Menschen konfrontiert, und dabei können Gefühle wie Frustration, Minderwertigkeit oder Ärger entstehen. Zusätzlich wird das Leben unter anderem durch viele Untersuchungen und Behandlungen erschwert. Das Kind kann in seiner individuellen Entwicklung mit folgenden Bach-Blüten gestärkt werden:

■ *Star of Bethlehem:* Nach Schockerlebnissen wie Geburtstraumata, Unfälle oder Operationen.

■ *Larch:* Bei mangelndem Selbstbewußtsein Ihres Kindes aufgrund der Behinderung.

■ *Mimulus:* Ihr Kind ist ängstlich und traut sich nichts zu.

■ *Willow:* Wenn sich Ihr Kind benachteiligt fühlt und über sein Schicksal verbittert ist.

■ *Impatiens:* Ihr Kind ist aufgrund seiner Behindrung langsam und möchte, daß alles schneller geht – eben so wie bei Gesunden.

■ *Gentian:* Wenn sich Ihr Kind durch Rückschläge sehr schnell entmutigen läßt.

■ *Clematis:* Ihr Kind ist durch geistige Behinderung abwesend.

■ *Holly:* Ihr Kind reagiert aggressiv, zerstörerisch oder hyperaktiv.

■ *Cherry Plum:* Wenn etwas nicht klappt, reagiert Ihr Kind hysterisch. Die innere Anspannung ist so groß, daß es die Kontrolle über seine Handlungen verliert.

Krankheit und Notfälle

Kinder werden oft von Erkältungskrankheiten, Allergien, Hautausschlägen, Verdauungsstörungen, den typischen Kinderkrankheiten etc. geplagt. Die Bach-Blütenessenzen sind keine Heilmittel für die Krankheiten selbst und ersetzen nicht die medizinische Behandlung durch den Heilpraktiker oder Arzt, aber die Bach-Blüten fördern die emotionale Stabilität Ihres Kindes, wodurch der Genesungsvorgang unterstützt wird.

Wenn Ihr Kind erkrankt ist, geht man bei der Auswahl der Bach-Blüten genauso vor wie sonst auch. Wichtig ist es, das Verhalten Ihres Kindes zu be-obachten und sich zu fragen, warum es sich gerade so ausdrückt. So können unterschiedliche Blütenessenzen bei gleicher Krankheit eingesetzt werden, da Kinder von launisch, weinerlich, ungeduldig, reizbar bis zu zurückgezogen und schläfrig reagieren können. Im allgemeinen geben wir kranken Kindern folgende Bach-Blüten als Hilfe:

■ *Olive:* Bei starker körperlicher Erschöpfung.

■ *Hornbeam:* Bei leichter Erschöpfung und Lustlosigkeit.

■ *Crab Apple:* Stärkt den Reinigungsprozeß.

Kinderkrankheiten und Erkältungskrankheiten

Die meisten Kinderkrankheiten sind meldepflichtig und müssen vom Arzt behandelt werden. Grundsätzlich gehen Kinder aus typischen Krankheiten wie Masern, Mumps, Windpocken usw. innerlich gestärkt und in der Entwicklung gereift hervor.

Obwohl Erkältungskrankheiten weit verbreitet und relativ harmlos sind, können sie doch auf Kinder sehr frustrierend wirken und großes Unbehagen bereiten. Unter Schluck- und Atembeschwerden zu leiden und eine triefende Nase, einen dicken Kopf oder Gliederschmerzen zu haben, kann selbst ein geduldiges Kind reizbar und ein normalerweise sehr ausgeglichenes Kind ziemlich ungehalten machen.

Zur Unterstützung der körpereigenen Abwehr achten Sie bitte bei der Wahl der Bach-Blüten auf den emotionalen Zustand Ihres Kindes:

■ *Rescue Remedy:* Allgemein bei allen akuten und beunruhigenden Krankheitszuständen.

■ *Crab Apple:* Stärkt den Reinigungsprozeß bei allen Kinderkrankheiten mit Hautausschlägen (innerlich einnehmen und äußerlich mit der Rescue-Remedy-Creme gemischt auftragen) sowie bei Erkältungskrankheiten.

■ *Impatiens:* Ihr Kind ist äußerst reizbar, ungeduldig und angespannt.

■ *Chicory:* Sie sollen dauernd bei Ihrem Kind sein und ihm Ihre ganze Aufmerksamkeit schenken.

■ *Mimulus:* Ihr Kind reagiert ängstlich und nervös.

■ *Water Violet:* Ihr Kind zieht sich ganz zurück und will in Ruhe gelassen werden. Es vermeidet Kontakt.

■ *Clematis:* Ihr Kind wirkt apathisch, ist appetitlos und schläft viel.

■ *Holly:* Ihr Kind ist verzweifelt, ärgerlich, wütend und schreit viel.

■ *Beech:* Ihr Kind nörgelt an allem herum und ist äußerst unzufrieden.

■ *Heather:* Ihr Kind stellt sich in den Mittelpunkt, indem es dauernd erzählt, wie schlecht es ihm geht und welche Symptome es hat.

■ *Willow:* Ihr Kind kann sich mit seiner Krankheit nicht abfinden. Es fühlt sich benachteiligt und bemitleidet sich selbst.

■ *Wild Rose:* Ihr Kind reagiert apathisch und resigniert.

■ *Gentian:* Bei Rückschlag und Verzögerung des Heilungsverlaufs.

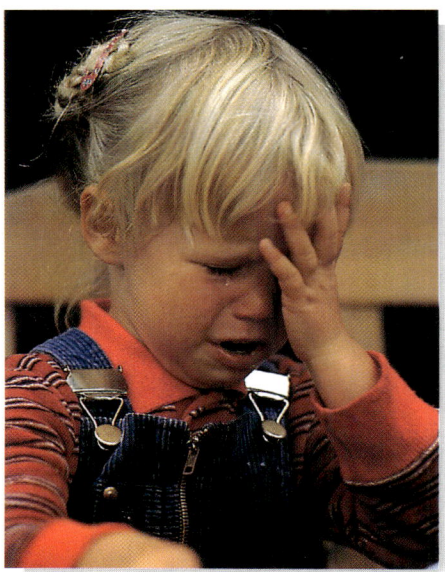

Geht es Ihrem Kind schlecht, braucht es besonders viel Liebe

Allergien und Heuschnupfen

Unter Allergien verstehen wir Reaktionen wie Hautausschläge, Heuschnupfen und Asthma. Diese werden durch eine Vielzahl von Stoffen wie Nahrungsmittel, Pollen, Hausstaub, Katzenhaare usw. ausgelöst und nehmen drastisch zu. Zu den typischen Heuschnupfen-Symptomen gehören geschwollene, brennende Augen, verstopfte und gleichzeitig triefende Nase, Niesen, Husten, Kurzatmigkeit und eine Reizung von Hals und Atemwegen. Beim Auffinden der richtigen Blütenmischung für Ihr Kind sollten Sie seine individuelle Verfassung vor und während dem Ausbruch der Allergie oder des Heuschnupfens berücksichtigen.

Eine allgemeine Stärkung des Immunsystems und ausgewählte Bach-Blüten helfen bei Allergien und Heuschnupfen

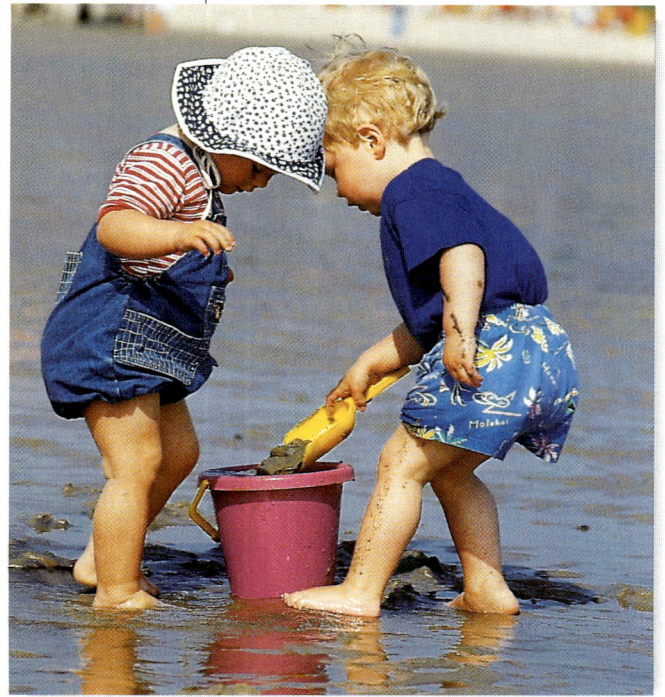

Hautausschläge, Neurodermitis und Ekzeme

Hautausschläge, Neurodermitis und Ekzeme können nicht nur mit der zunehmenden Umweltverschmutzung, sondern auch mit einer seelischen Belastungssituation in Verbindung stehen. Unterstützen Sie Ihr Kind mit den Bach-Blüten, die auf seine allgemeine Verfassung wirken, und setzen Sie im Akutfall zusätzliche Bach-Blüten ein:
- *Rescue Remedy:* Zur Beruhigung und Harmonisierung innerlich einnehmen und äußerlich als Rescue-Creme auftragen.
- *Impatiens:* Wenn Ihr Kind durch den Juckreiz auf der Haut unruhig, ungeduldig und angespannt ist.
- *Holly:* Wenn Ihr Kind durch den Juckreiz aggressiv und wütend wird.
- *Gentian:* Wenn es über das quälende Jucken deprimiert und resigniert ist.
- *Mimulus:* Bei Angst.
- *Crab Apple:* Wenn es sich vor sich selbst ekelt.

Notfälle/Unfälle

Bevor und während die unverzichtbaren Erste-Hilfe-Maßnahmen getroffen werden, geben Sie Ihrem Kind Rescue-Remedy: Es wirkt entspannend bei Schocks und hilft, Traumata besser zu verarbeiten.

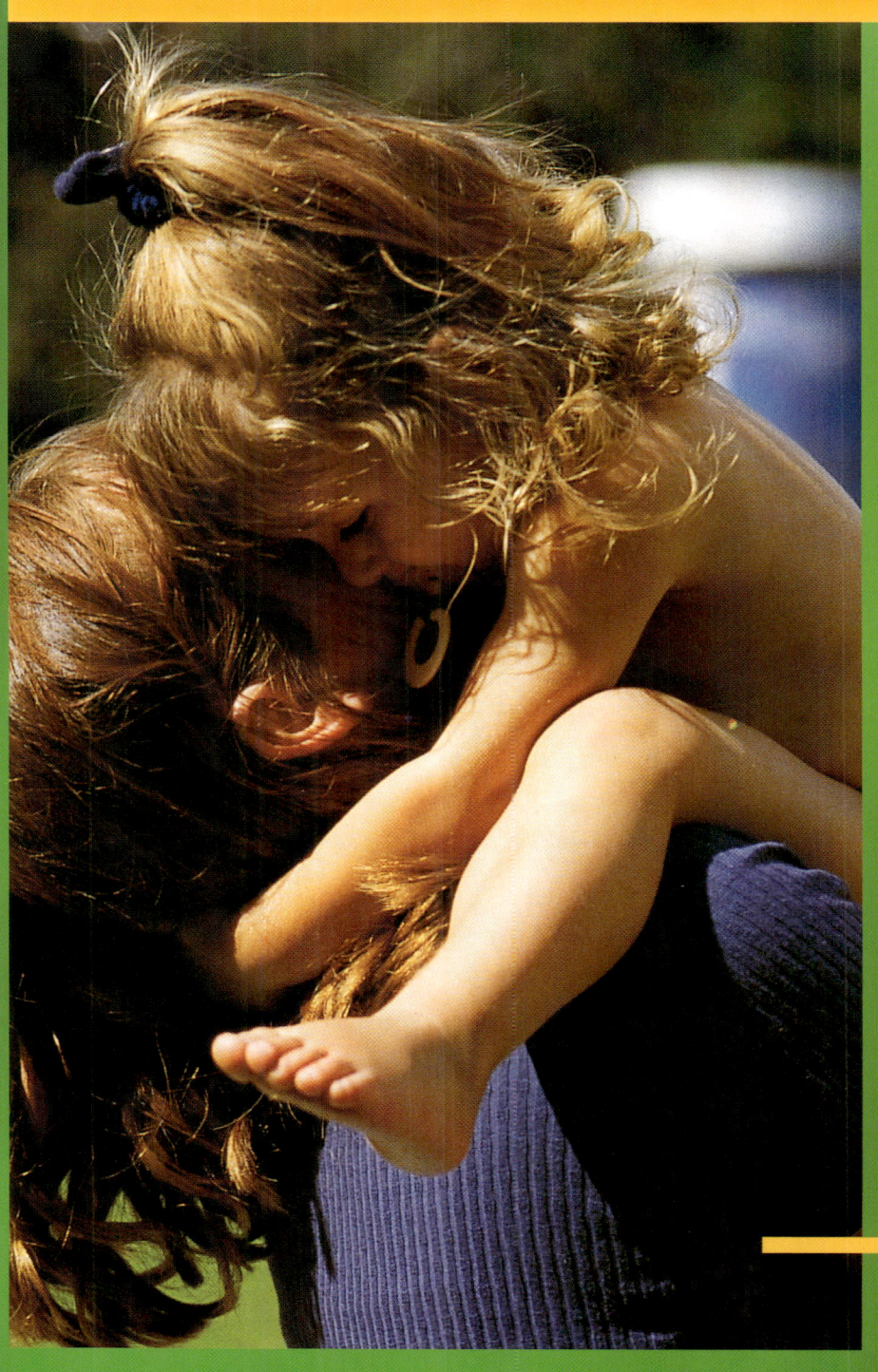

Blütenkurzbeschreibung

Agrimony	Oberflächliche Fröhlichkeit, verborgene Sorgen (siehe Seite 43)
Aspen	Vage Angst und dunkle Vorahnungen (siehe Seite 28)
Beech	Intoleranz, Besserwisserei, Nörgelei (siehe Seite 55)
Centaury	Willensschwäche, Unterwürfigkeit (siehe Seite 44)
Cerato	Unsicherheit, fragt nach Rat (siehe Seite 30)
Cherry Plum	Angst, „auszuflippen", Hysterie (siehe Seite 28)
Chestnut Bud	Lernschwierigkeiten (siehe Seite 40)
Chicory	Besitzergreifende Liebe; Herrschsucht (siehe Seite 53)
Clematis	Verträumtheit und Unaufmerksamkeit (siehe Seite 35)
Crab Apple	Gefühl der Unreinheit, Ekel vor sich selbst (siehe Seite 51)
Elm	Kurzfristiges Überforderungsgefühl (siehe Seite 48)
Gentian	Zweifel, Enttäuschung, Niedergeschlagenheit (siehe Seite 32)
Gorse	Hoffnungslosigkeit (siehe Seite 33)
Heather	Egozentrik, Selbstmitleid, Selbstbezogenheit (siehe Seite 42)
Holly	Haß, Neid, Eifersucht, Mißtrauen (siehe Seite 45)
Honeysuckle	Denkt an die Vergangenheit, Heimweh (siehe Seite 36)
Hornbeam	Lustlosigkeit, mangelnde Motivation (siehe Seite 33)
Impatiens	Ungeduld, Reizbarkeit, innere Spannung (siehe Seite 42)
Larch	Mangel an Selbstvertrauen (siehe Seite 47)
Mimulus	Furcht vor benennbaren Alltagsdingen (siehe Seite 24)
Mustard	Depression ohne sichtbare Ursache (siehe Seite 39)
Oak	Übertriebenes Pflichtgefühl (siehe Seite 51)
Olive	Starke Erschöpfung, überwältigende Müdigkeit (siehe Seite 38)
Pine	Schuldgefühle, Selbstvorwürfe, Selbstkritik (siehe Seite 47)
Red Chestnut	Schlimme Befürchtungen um andere (siehe Seite 29)
Rock Rose	Gleichgültigkeit, Apathie, Resignation (siehe Seite 26)
Rock Water	Strenge Selbstdisziplin, will Vorbild sein (siehe Seite 56)
Scleranthus	Unentschlossenheit, Unausgeglichenheit (siehe Seite 31)
Star of Bethlehem	Zustände nach Schockerlebnissen (siehe Seite 49)
Sweet Chestnut	Tiefe Verzweiflung (siehe Seite 49)
Vervain	Übertriebener Idealismus, Übereifer (siehe Seite 54)

Vine	Dominanz (siehe Seite 54)
Walnut	Standfestigkeit und Schutz bei Veränderungen (siehe Seite 45)
Water Violet	Stolz, reserviert; will alleine sein (siehe Seite 41)
White Chestnut	Quälender innerer Dialog, Sorgen (siehe Seite 39)
Wild Oat	Unsicherheit bezüglich des Lebensweges (siehe Seite 34)
Wild Rose	Gleichgültigkeit, Apathie, Resignation (siehe Seite 37)
Willow	Bitterkeit, Opfergefühle und Vorwürfe (siehe Seite 50)
Rescue	Plötzliche Notfallsituationen, Unfälle (siehe Seite 56)

Literaturverzeichnis

Omraam Mikhael Aivanhov: Die Erziehung beginnt vor der Geburt; Prosveta Verlag

Edward Bach/Jens-Erik Petersen: Heile dich selbst mit den Bach-Blüten, Knaur Verlag, 1992 (sehr empfehlenswert)

Edward Bach: Blumen, die durch die Seele heilen; Hugendubel Verlag, 1995 (sehr empfehlenswert)

Edward Bach: Gesammelte Werke; Aquamarin Verlag, 1988 (sehr empfehlenswert)

Julian Barnard: Blüten für die Seele; Integral Verlag, 1989

Julian & Martine Barnard: Das Bach-Blüten Wunder; Heyne Verlag, 1989

Götz Blome: Das neue Bach-Blüten Buch; Hermann Bauer Verlag, 1996

Philip M. Chancellor: Das grosse Handbuch der Bach-Blüten; Moewig Verlag, 1996

Wolfgang Goebel/Michaela Glöckler: Kinder Sprechstunde; Urachhaus Verlag, 1995

Judy Howard/John Ramsell: Die Bach-Blüten. Fragen und Antworten; Hugendubel Verlag, 1992

Ilse Maly: Bach-Blüten als Chance und Hilfe; Knaur Verlag, 1995

Mechthild Scheffer: Die Bach-Blütentherapie; Hugendubel Verlag, 1995

Julian Scott: Damit Ihr Kind gesund wird; Mosaik Verlag, 1990

Gregory Vlamis: Die heilenden Energien der Bach-Blüten; Aquamarin Verlag, 1987

Nora Weeks/Victor Bullen: 38 Bach Original Blütenkonzentrate; Jungjohann Verlagsgesellschaft, 1992

Nora Weeks: Edward Bach, Entdecker der Bach-Blütentherapie, Hugendubel Verlag, 1993

Nützliche Adressen

Bengt und Karin Jacoby
LOTUS-Institut für Naturheilkunde
Praxis für Bach-Blütentherapie
– Einführungskurse über die
Bach-Blüten
– Ausbildung zum Bach-Blütenberater
Informationen und Seminarangebote:
Sautierstr. 25
79104 Freiburg
Tel.: 07 61 / 27 30 10
Fax: 07 61 / 27 30 50

Dr. Edward Bach Center
German Office
Eppendorfer Landstr. 32
20249 Hamburg
Tel.: 0 40 / 46 10 41
Fax: 0 40 / 47 02 61

The Dr. Edward Bach Center
Mount Vernon
Sotwell, Wallingford
Oxon OX 10 OPZ
Großbritannien

Dr. Edward Bach Center
Austrian Office
Seidengasse 32
A – 1070 Wien
Tel.: 01 / 5 26 56 51
Fax: 01 / 5 26 56 52

Dr. Edward Bach Center
Swiss Office
Mainaustr. 15
CH – 8034 Zürich 8
Tel.: 01 / 3 82 33 11
Fax: 01 / 3 82 33 19

Register

Im FALKEN Verlag sind bereits zahlreiche Titel zum Thema Familie und Gesundheit erschienen. Fragen Sie Ihren Buchhändler.

Dieses Buch wurde auf chlorfrei gebleichtem und säurefreiem Papier gedruckt.

Die Deutsche Bibliothek – CIP-Einheitsaufnahme

Jacoby, Bengt:
Bach-Blüten für mein Kind : die 38 Bach-Blüten nach Dr. Bach: wie sie wirken, wann sie nützen ; die sanfte Hilfe zur positiven Entwicklung Ihres Kindes / Bengt und Karin Jacoby. – Niedernhausen/Ts. : FALKEN, 1997
  (ElternRatgeber)
  ISBN 3-8068-1773-1
NE: Jacoby, Karin:

ISBN 3 8068 1773 1

Umschlaggestaltung: Elisabeth Berthauer
Layout: Hartmut Steinebrunner, Frankfurt/M.
Redaktion: Herbert Habicht
Fotos: dpa, Frankfurt/Main: S. 76 (Jansen); **FALKEN Archiv:** S. 23, 61, 63 (Ehrhardt); **FLORA MEDITERRANEA,** Au/Hollertau: S. 30; **Keystone Pressedienst GmbH,** Hamburg: S. 57; **Dr. Rudolf König,** Kiel: S. 5, 28; **INTERFOTO,** München: S. 10; **Friedrich Jantzen,** Arolsen: S. 31; **Ulrich Niehoff,** Bienenbüttel: S. 12, 16, 19, 20, 21, 58, 67, 72, 73, 75, 79, 80; **OKAPIA,** Frankfurt: S. 35 (Andreas Kurz); **Reinhard-Tierfoto,** Heiligkreuzsteinach/Eiterbach: 1, 9, 14, 25, 29 (2x), 32, 33, 34, 36, 37 (2x), 38, 39, 40 (2x), 41, 42, 43, 44 (2x), 45, 46, 47 (2x), 48, 49, 50 (2x), 51, 52, 53, 54, 55 (2x), 56; **Heidi Velten,** Isny: 2, 8, 60, 65, 69, 81; **Wolfgang Willner,** Moosburg, S. 26, 27
Titelbild: ZEFA, G. Baden, Düsseldorf
Foto Umschlagrückseite: Reinhard-Tierfoto, Heiligkreuzsteinach-Eiterbach

Satz und Lithografie: Grunewald Satz & -Repro GmbH, Kassel
Druck: Ludwig Auer GmbH, Donauwörth

817 2635 4453 6271